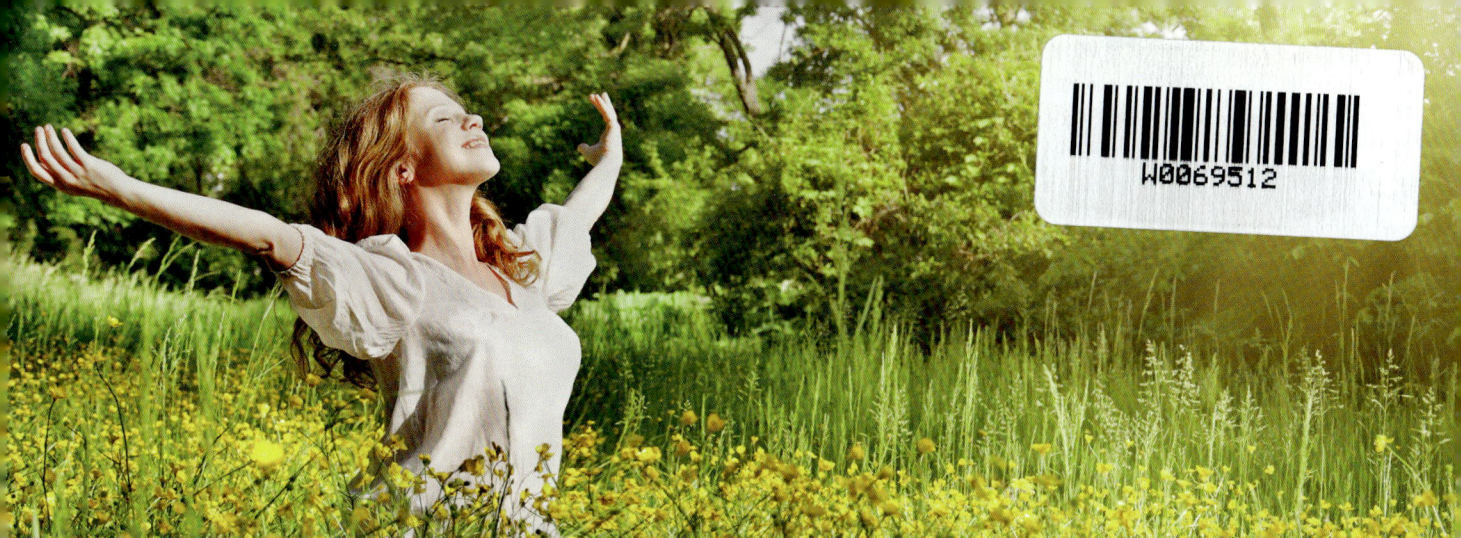

Allergien mental behandeln

Modelle und Strategien angewandter Psychoneuroimmunologie

HGT 02

Damit Geist und Körper

wieder angemessen

reagieren können

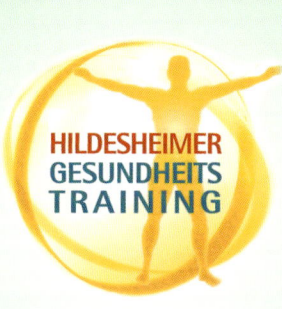

HILDESHEIMER
GESUNDHEITS
TRAINING

G. Unterberger, I. Wilcke, K. Witt

Allergien mental behandeln

Damit Geist und Körper wieder angemessen
reagieren können

Modelle und Strategien angewandter
Psychoneuroimmunologie

HGT 02

Allergologie

Dieses Buch informiert über mentale Formen der Allergiebehandlung und den wissenschaftlichen Hintergrund. Es gibt einen ganzheitlichen Einblick in diese Behandlungsmöglichkeiten und bietet konkrete Übungen zur Immunmodulation. Die Verfahren sind als hilfreiche und wirksame Ergänzung medizinischer Verfahren zu betrachten.

Impressum:
Titel: Allergien mental behandeln
Untertitel: Damit Geist und Körper wieder angemessen reagieren können -
Modelle und Strategien angewandter Psychoneuroimmunologie

Autoren: G. Unterberger, I. Wilcke, K. Witt
Gestaltung und Satz: Andreas Kopke, AKO-DESIGN Hildesheim

Die Deutsche Bibliothek - CIP Einheitsaufnahme
ISBN: 978-3-941903-16-6

2014

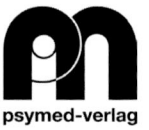

psymed-verlag

Psymed-Verlag I Dr. Klaus Witt I Fichtenweg 5
D 22941 Bargteheide
www.psymed-verlag.de I eMail: office@psymed-verlag.de

Inhalt

Vorwort für allergisch Reagierende

Denken Sie vielleicht, dass man Allergien, wenn überhaupt, nur sehr schwer wieder los wird und nur mit Medikamenten behandeln kann? Dann wären Sie nicht mehr auf dem neuesten Stand. Aktueller ist die Sichtweise, dass eine Allergie eine erlernte Reaktion des Immunsystems ist, die wieder geändert werden kann.

Was wir wahrnehmen, denken und fühlen, beeinflusst den Körper und eben auch das Immunsystem auf vielfältige Weise.[1] Aufgabe des Immunsystems ist es, auf krankmachende Viren oder Bakterien mit Entzündungen zu reagieren. Doch manchmal macht es einen Fehler: Dann reagiert es heftig auf eigentlich harmlose Stoffe oder Blütenpollen; eine Allergie entsteht. Sie kann sich verstärken bis hin zu allergischem Asthma, sie kann sich auf andere Stoffe ausweiten oder manchmal auch von selbst wieder verschwinden. Dies alles ist auch abhängig von Gedanken und Gefühlen („Der Körper glaubt, was Sie ihm erzählen!"). Mentales Training ist sehr erfolgversprechend um Allergien zu löschen; die Erfolgschance liegt etwa bei 80%. Das belegen unsere Forschungsergebnisse[2] ebenso wie die Erfahrungen von Therapeuten.

Spannende Fragen sind jedoch: Was kann ich tun, um eine Allergie zu löschen? Wie setze ich meine Vorstellungskraft (Imagination) ein, um diese Reaktion zu verändern und wieder angemessen und gesund zu reagieren?[3] Warum funktioniert das überhaupt? Und wer kann mich gegebenenfalls dabei unterstützen? (Nicht immer einfache) Antworten dazu finden Sie in diesem Buch.

Prof. Dr. Gerhart Unterberger
Hildesheim, Mai 2014

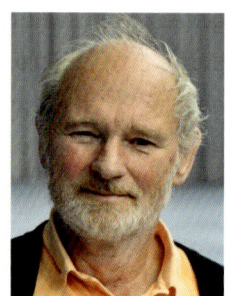

---

[1] Vielleicht haben Sie selbst schon festgestellt, dass manchmal – vielleicht unter Stress – allergische Symptome stärker werden und Sie schlechter damit umgehen können als gelassen und ausgeglichen. [2] Siehe Kapitel 2.3 , [3] In drei 3 Übungseinheiten (siehe Kapitel 3) können Sie testen, wie weit Sie es aus eigener Kraft schaffen, allergische Symptome zu beeinflussen.

Vorwort für Profis

Haben Sie mehr Interesse an der psychoneuroim-munologischen Sicht von Allergien oder an neuen Therapieverfahren?

Mit Hilfe dieses Buches können Sie abschätzen, wie sinnvoll es für Sie wäre, Ihre Therapieoptionen um eine mentale Immuntherapie zu ergänzen; es bietet Ihnen Informationen über ein evaluiertes System, das die anspruchsvolle Arbeit mit Patienten wirksam unterstützen kann. Sie gewinnen einen Überblick über das Konzept, die komplexen Materialien und wesentliche Forschungsergebnisse.

Das Hildesheimer Gesundheitstraining für die Allergologie erweitert die Kompetenz gerade in der Behandlung von Allergikern, bei denen die bekannten Verfahren ausgeschöpft sind. Außerdem liefert Ihnen das psychoneuroimmunologische Allergiemodell, das wir entwickelt haben, wichtige Hintergrundinformationen, aus denen effektive Strategien zur Prävention und Therapie abgeleitet werden.

Prof. Dr. Gerhart Unterberger
Hildesheim, Mai 2014

Einleitung

Der Winter ist vorüber, endlich scheint die Sonne und wärmt uns mit ihren Strahlen. Kommt daher das Kitzeln in der Nase und der Niesreiz, das Jucken und Brennen in den Augen? Ist es vielleicht ein verspäteter Schnupfen, eine Virusinfektion, die diese Beschwerden bereitet?

Mit diesen Symptomen vertraute Menschen wissen: Häufig sind es die ersten Pollen, auf die der Körper mit Heuschnupfen reagiert. Für manche beginnt damit eine Leidenszeit, die ihre Freude über das schöne Frühjahr und manchmal auch den Sommer trübt. Die Beschwerden ließen sich vielleicht noch ertragen, wäre da nicht das allgemeine Krankheitsgefühl. Nasenspray, Augentropfen und Tabletten lindern die Beschwerden. Wer sich damit – halbwegs arbeitsfähig – über manche Saison gerettet hat, bekommt gelegentlich noch einen Husten, der sich zuweilen steigert, und zwar zu erschwertem, pfeifendem Ausatmen mit Atemnot. So ein „Asthma bronchiale" kann anfänglich saisonal, pollenbezogen und später auch ohne erkennbaren Anlass auftreten. Jetzt sind wirksame Medikamente zum Inhalieren erforderlich, anfänglich in der Saison und manchmal auch für immer.

Was ist bloß mit dem Körper los? Wie kommt er nur dazu, so allergisch zu reagieren? Und was meint eigentlich der Begriff „Allergie"? Was geschieht im Körper bei einer allergischen Reaktion?

Die Allergie – eine erste Begriffsbestimmung

Der Begriff Allergie wurde bereits 1906 von dem Wiener Kinderarzt Freiherr Clemens von Pirquet[4] als Entsprechung zu Energie geprägt. Seine Vorstellung war, dass der „en-érgeia", einer körpereigenen (inneren) Kraft, eine „all-érgeia" als Ausdruck einer kraftvollen Reaktion des Körpers auf körperfremde Stoffe gegenübertrete. Pirquet definierte Allergie als „veränderte Fähigkeit des Körpers, auf eine fremde Substanz zu reagieren". Er erkannte als erster, dass Antikörper, ein wichtiger Teil unserer Abwehrkräfte, nicht nur schützende Immunantworten vermitteln, sondern auch Überempfindlichkeitsreaktionen auslösen können. Heute beschreibt der Begriff Allergie die Überempfindlichkeitsreaktionen, die durch eine Immunantwort gegen eigentlich harmlose Fremdkörper ausgelöst werden.

Wir kommen im Alltag mit zahllosen Fremdkörpern in Kontakt und viele von ihnen nimmt unser Organismus auch auf. Jeder Fremdkörper wird im Organismus dem Immunsystem vorgestellt. Das Immunsystem entscheidet, wie mit dem Fremdkörper weiter verfahren wird. Es hat im Laufe des Lebens viele verschiedene Wege entwickelt, um Körperfremdes zu erkennen und Schädliches abzuwehren. So zirkulieren im Blut die weißen Blutkörperchen, unsere Gesundheitspolizei. Lymphozyten sind dabei Agenten, die Informationen sammeln und weitergeben, Granulozyten sind die Arbeiter, die den Eindringling mit einer Entzündungsreaktion bekämpfen. Dabei spielen für die allergische Reaktion jene Granulozyten eine besondere Rolle, die den Farbstoff Eosin lieben. Sie enthalten aggressive Substanzen, die selbst einem Wurmbefall effektiv begegnen. Diese aggressiven Substanzen, die bei der allergischen Reaktion freigesetzt werden, sind für einen Teil der Beschwerden verantwortlich.[5] Und es ist tatsächlich so, dass Allergien in den hygienisch besonders entwickelten Ländern, in denen das Immunsystem kaum noch Parasiten bekämpfen muss, zunehmen. Aus dieser sogenannten „Urwaldhypothese"[6] wurde die Empfehlung abgeleitet, das Immunsystem von Kindern schon früh im ersten Lebensjahr mit Tierkontakten zu trainieren.[7]

Und es gibt an der Charité in Berlin tatsächlich ein Forschungsprojekt, in dem Allergikern ein Wurm verabreicht wird, um das Immunsystems angemessen zu beschäftigen und zu trainieren und um damit einer allergischen Reaktion zu begegnen.[8] Nach unserer Kenntnis ist dieses experimentelle Verfahren durchaus wirksam.

Es bleibt die spannende Frage, warum manche Menschen allergisch reagieren und andere nicht. Das ist nicht nur mit einer vererbten Neigung zu allergischen Reaktionen zu erklären. Die Entstehung von Allergien hat viele verschiedene Ursachen.

Lassen Sie sich überraschen: Es gibt Hinweise dafür, dass Impulse aus unserem Gehirn die Abwehrreaktion des Immunsystems beeinflussen. Dazu zählen Gefühle von Angst und Panik, die die Verteidigungsbereitschaft insgesamt verstärken.

Unbewusste Lernprozesse (z. B. Konditionierungen)

---

[4] In: Münchener Medizinische Wochenschrift. Band 30.1906, ZDB-ID 200445-8. Finsterlin, München 1906, S. 1457–1458.
[5] Bielory B.P., Mainardi T., Rottem M. (2013): ,   [6] v. Mutius E. (2010),   [7] v. Mutius E. (2014),   [8] Schäfer T. et al. (2005)

sind genauso lebenswichtig, wie die Fähigkeit bewusst zu lernen. Von großer Bedeutung ist auch die in der Medizin oft vernachlässigte Tatsache, dass Körper, Seele und Geist untrennbar miteinander verbunden sind und sich gegenseitig beeinflussen.

Da gab es etwa zu einer Zeit, in der Sie sehr verliebt waren, ein bestimmtes Lied... Und wenn Sie nun dieses Lied im Radio hören, erinnern Sie sich wieder an diese Zeit und erleben wieder die Gefühle von damals und auch Ihr Körper reagiert ein Stück weit wie damals.

Auch für die Entwicklung einer Allergie spielt das Lernen (z. B. das klassische Konditionieren) eine wichtige Rolle: Etwa wenn zeitgleiche Ereignisse wie Zugluft und eine vermehrte Belastung durch Pollenstaub eine unangemessen starke allergische Reaktion erlernen lassen.

In Gefahrensituationen ist der Mechanismus der Konditionierung überlebenswichtig, bei der Erinnerung an eine schöne Episode kann er angenehm sein und bei Beschwerden lästig.

Und das bewusste Lernen? Sie vermuten richtig, auch das Bewusstsein hat für eine allergische Reaktion Bedeutung. So reagieren Menschen in Narkose – bei ausgeschaltetem Bewusstsein - nicht allergisch. Mediziner nutzten das z. B. für Untersuchungen mit unverträglichen Kontrastmitteln, wenn man nicht auf solche verzichten kann.

Andererseits können wir mit Hilfe des Bewusstseins neue Verhaltensweisen, Bewegungen und körperliche Reaktionen erlernen und trainieren.

Wie gut, dass wir heute wissen: Viele Reaktionen des Körpers sind erlernt und lassen sich daher durch neue angemessene Reaktionen ersetzen.

Seit hundert Jahren hat sich die Gewöhnungstherapie gegen Allergien bewährt. Sie kennen sie auch unter Bezeichnungen wie spezifische Immuntherapie oder Hyposensibilisierung. Wenn diese Therapie sorgfältig ausgewählt und über wenigstens drei auf einander folgende Jahre durchgeführt wird, lässt sich bei vielen Menschen eine Allergentoleranz erreichen. Und es gibt alternative Behandlungsmöglichkeiten, z. B. Akupunktur und klassische Homöopathie. Weitgehend unbekannt ist, dass mentale Verfahren körperliche Reaktionen sofort beeinflussen und erfolgreich sind. Schweizer Forscher zum Beispiel führten Allergiker in einer Phantasiereise auf einen Gletscher, in den Winter bzw. zum Pol, woraufhin der Körper der Patienten nicht mehr allergisch reagiert hat. Eben weil es auf dem Gletscher oder am Südpol keine Allergene gibt.

Welche Prinzipien diese Effekte bewirken und wie man sie systematisch dazu verwenden kann, allergische Reaktionen durch gesunde zu ersetzen, erfahren Sie in den folgenden Kapiteln. Und dort geht es auch um andere Verfahren, die Sie vor Rückfällen schützen.

1. Bausteine eines umfassenden Allergiemodells

1.1 Allergie – die klassische Sicht

Eine Begriffsbestimmung

Allergien sind unangemessene Immunreaktionen, ausgelöst durch eine Immunantwort gegen harmlose körperfremde Stoffe.

Diese körperfremden aber harmlosen Stoffe, auf die das Immunsystem des Körpers unangemessen reagiert, werden allgemein als Antigene und bei allergischen Reaktionen eben als Allergene bezeichnet.

Eine Immunantwort kann nachweisbar sein[9], auch wenn sie nicht spürbar ist und auch sonst keinen Krankheitswert hat. Es gibt sowohl „pseudoallergische Reaktionen" als auch unterschiedliche Formen von Allergien, die je nach ihren Abläufen im Körper in mindestens vier Kategorien unterschieden werden. Diese Differenzierung ist wissenschaftlich und medizinisch wünschenswert, ist jedoch für die mentale Behandlung weitgehend ohne Bedeutung. Wir erwähnen sie hier der Vollständigkeit halber und beschränken uns im Folgenden auf die Typ-1-Allergie. Obwohl dieser Allergietyp ein großes Gesundheitsproblem speziell in den westlichen Industrienationen darstellt und viele Millionen in die Forschung investiert wurden, ist es bisher nicht gelungen die bisher bekannten Abläufe in ihren Zusammenhängen schlüssig zu erklären.

Exkurs: Reaktionen des Immunsystems im Überblick

1. Allgemeines

Lösen körperfremde Stoffe, z. B. fremde Eiweiße, Gräserpollen, Bakterien oder Viren, im Organismus eine Immunreaktion über das lymphatische System aus, werden sie Antigene und z. B. bei der vom Immunglobulin E (IgE) vermittelten Abwehrreaktion Allergene genannt. Man unterscheidet unspezifische von spezifischen Immunreaktionen, die sich auf zwei Abwehrsysteme stützen: die zelluläre Immunität (wird durch Blutzellen vermittelt) und die humorale Immunität (Antikörper).

2. Die Zellen des Immunsystems

Alle Zellen des Immunsystems stammen von einer pluripotenten ("vielmächtigen") Stammzelle ab, wie sie beim Fötus in der Leber und später dann im Knochenmark gebildet werden. Aus dieser Stammzelle entwickeln sich B- und T-Zell-Vorläufer. Die T-Zell- Vorläufer wandern über das Blut in den Thymus und die B-Zellen verbleiben im Knochenmark. An diesen Orten vermehren sie sich und entwickeln sich morphologisch (in ihrer Form) und funktionell. Dieser Prozess wird auch als Lymphozytenprägung bezeichnet. Dabei werden die Lymphozyten, die im Knochenmark geprägt worden sind, als B- Lymphozyten, die im Thymus als T-Lymphozyten bezeichnet. Nach dieser Prägung in den primär lymphatischen Organen wandern die Zellen über das Blut zu den sekundär lymphatischen Organen (Lymphknoten, Milz).

---

[9] Z. B. als erhöhtes spezifisches IgE im RAST-Test, einem spezifischen Bluttest

Bei den T-Lymphozyten unterscheidet man:

T-Helfer-Zellen

T-Killer-Zellen

T-regulatorische Zellen[10]

T-Gedächtnis-Zellen.

Aus den B-Lymphozyten können bei Antigenreiz Plasmazellen werden, die in der Lage sind, spezifische Antikörper (Ig- Immunglobuline) zu bilden. Allerdings benötigen die B- Lymphozyten für ihre Aktivierung etwa T-Helfer-Zellen oder aber Makrophagen.

3. Die Immunreaktion

Dringt ein fremder Stoff (Antigen) in den Organismus ein, stimuliert dies unser Abwehrsystem. Hierbei unterscheiden wir die unspezifische von der spezifischen Abwehr.

Die unspezifische Abwehr
Sie unterteilt sich in die unspezifische zelluläre und unspezifische humorale Abwehr:

Die unspezifische zelluläre Abwehr: Sobald ein Antigen (z. B. Bakterien) in den Körper gelangt, werden bestimmte weiße Blutkörperchen (neutrophile Granulozyten) aktiviert, um sie mit Hilfe von Enzymen (Lysozymen) abzubauen. Neutrophile Granulozyten werden durch chemische Botenstoffe an den Ort des Geschehens gelockt.

Die unspezifische humorale Abwehr: Hier wirkt das Komple-

mentsystem, ein System von Plasmafaktoren (Enzymen), die sich gegenseitig aktivieren. Ein Teil dieser Faktoren kann das eindringende Antigen direkt angreifen und setzt die Komplementkaskade in Gang, so dass die Bakterienwand aufgerissen wird und z. B. freie Lysozyme den Rest "verarbeiten" können.

Die spezifische Abwehr
Auch hier wird zwischen zellulärer und humoraler Abwehr unterschieden; sie sollen hier aber gemeinsam dargestellt werden. Alle Abwehrreaktionen (unspezifische und spezifische) sind als eine Einheit zu betrachten.
Für das Auslösen einer Immunantwort nach einem Antigenreiz werden bestimmte Zellen benötigt, und zwar die Makrophagen (Fresszellen) sowie T- und B-Lymphozyten.

1. T-Lymphozyten können nur auf Antigene reagieren, wenn diese bereits von einer antigenpräsentierenden Zelle (APC), z. B. von einem Makrophagen, aufgenommen worden sind.

2. Die APC zerlegt das Antigen und präsentiert charakteristische Merkmale des Antigens auf ihrer Oberfläche. Ein Immundialog kommt aber nur zustande, wenn dieses Antigenteil an körpereigene Moleküle gekoppelt ist: an sogenannte MHC-Proteine der Klasse II (zur Aktivierung der T-Helfer-Zellen) oder der Klasse I (zur Aktivierung der T-Killer-Zellen). Sind z. B. Zellen von Viren befallen, werden sie über das MHC-Protein der Klasse I den Killerzellen präsentiert, welche nun die befallenen Zellen erkennen können. Daraus folgt, dass die T-Helferzellen (THZ) als auch die Killerzellen normalerweise keine gesunden körpereigenen Zellen bekämpfen (Unterscheidung Selbst - fremd).

---

[10] Vgl. wikipedia.org/wiki/Regulatorische_T-Zelle

3. Die Makrophage mit dem gebundenen Antigen schüttet einen Botenstoff, das Lymphokin Interleukin-IL-1, aus der weitere antigenspezifische THZ anzieht.

4. Eine T-Helferzelle wird durch die Verbindung mit dem Makrophagen aktiviert und sendet IL-2 aus zur weiteren Vermehrung von T-Helferzellen.

5. Gleichzeitig bindet die so aktivierte THZ B-Zellen an sich, die das gleiche bearbeitete Antigen tragen. Dadurch wird wiederum die B-Zelle angeregt sich zu differenzieren zu:

      a) Plasmazellen, die entsprechende Antikörper (Immunglobuline) produzieren und

      b) B- Gedächtnis-Zellen, die dann bei erneutem Antigenreiz (durch ein Antigen, das dem Körper schon bekannt ist) sofort Antikörper produzieren. Die Abwehrreaktion setzt schneller ein.[11]

6. Die Antikörper an sich können das Antigen nicht vernichten, aber durch ihre Bindung (Antigen-Antikörper-Komplex) wird das Antigen markiert und andere Zellen wie Makrophagen können angreifen.

Damit es nicht zu einer überschießenden Immunreaktion kommt, bzw. um eine Immunreaktion zu beenden, kommen T-regulatorische Zellen (T-REG) zum Einsatz, die nach einer gewissen Zeit die Immunreaktion unterdrücken und damit z. B. die Entwicklung von Autoimmunerkrankungen wie auch von allergischen Reaktionen verhindern.

Letztendlich kann eine Immunantwort nur durch Wechselwirkungen der verschiedenen Zellen zustande kommen. So können die B-Lymphozyten nur mit Hilfe der T-Lymphozyten Antikörper bilden, die T-Lymphozyten brauchen für ihre Tätigkeit die vorherige Aufarbeitung des Antigens durch antigenpräsentierende Zellen.

Störungen können durch Überaktivität des Immunsystems (Allergie) oder Unzuverlässigkeit (Krebs, Autoimmunkrankheit) entstehen.

4. Zusammenhang von Psyche und Immunsystem

Das Immunsystem trägt neben dem autonomen Nervensystem und dem Hormonsystem zur Steuerung des Organismus bei. Die drei Systeme kommunizieren durch Neurotransmitter (Neuropeptide) miteinander. Zentraler Knotenpunkt der Kommunikation zwischen Psyche und Immunsystem ist das Hypothalamus-Hypophysen-System. Gedanken und Vorstellungen wirken sich so auf die physiologischen Abläufe im Körper aus. Informationen gelangen über Botenstoffe vom Gehirn direkt zum Immunsystem und umgekehrt. Gedanken beeinflussen demnach das Immunsystem und umgekehrt beeinflusst das Immunsystem unsere Gedanken und Gefühle. Wichtigste Aufgabe des Immunsystems ist es, den Menschen zu schützen und seine Lebensfunktionen aufrecht zu erhalten. Dazu unterscheidet es ständig zwischen selbst und fremd. Verkürzt ausgedrückt, ist deshalb ein souveränes Selbst mit dem Wissen um die notwendige Abgrenzung – auch im sozialen Bereich und im psychologischen Sinn – wichtig für ein gesundes Immunsystem.

---

[11] Hierin ist auch der Sinn von Impfungen zu sehen.

Die klassische Sicht einer Typ-1-Allergie

Die Sensibilisierung

Eine Allergie entsteht, wenn das humorale Immunsystem unangemessen auf harmlose Stoffe reagiert und IgE-Antikörper[12] gebildet werden.

Schon kleinste Mengen körperfremder Stoffe[13] reichen aus, um diese Sensibilisierung in Gang zu bringen und in weiterer Folge die allergen-spezifische IgE-Produktion nachhaltig aufrechtzuerhalten. Kleinste Mengen Allergene reichen ebenfalls, um eine allergische Reaktion auszulösen.

Schon beim ersten Kontakt des Immunsystems mit einem körperfremden Stoff (etwa Milbenkot, Pollen oder Insektengift) kann es vorkommen, dass es für diesen Stoff sensibilisiert wird. Dabei wird noch keine allergische Reaktion ausgelöst, der Stoff ist aber jetzt dem Immunsystem als körperfremd bekannt, wird damit zum Allergen. Schon beim nächsten Kontakt kann es allergisch reagieren.[14]

Dabei passiert[15] Folgendes: Das Allergen wird in der Schleimhaut von allergenpräsentierenden Zellen aufgenommen und umgewandelt. Die Zelle zeigt daraufhin Allergenpeptide an ihrer Oberfläche. Diese werden von T-Helfer-Zellen erkannt. Die T-Helferzellen senden daraufhin chemische Signale (Zytokine) aus und stimulieren B-Zellen zur Produktion von allergenspezifischen Immunglobulinen (IgE). Das gebildete IgE bindet sich an den Zelloberflächen von Mastzellen und anderen Immunzellen (z. B. Granulozyten) und fungiert ab sofort als Antenne oder Andockstation für die erkannten Allergene.

Unklar ist, warum ein Immunsystem auf bestimmte Stoffe sensibilisiert wird, auf andere nicht.[16]

Der Ablauf der allergischen Reaktion:

Kommt es zum neuerlichen Kontakt mit dem Allergen, bindet dieses direkt an die Immunglobuline der Klasse E an und löst die allergische Reaktion aus. Die spezifische Sensibilisierung gegen ein Allergen oder auch mehrere führte zur Besetzung der Oberfläche von Mastzellen mit IgE-Molekülen, die für das jeweilige Allergen spezifisch sind. Ein Kontakt des Allergens (z. B. Pollen, Schimmelpilzsporen, Hausstaubmilben, Tierhaare) mit diesen IgE-Molekülen öffnet die Mastzelle wie ein Schlüssel das Schloss. Damit werden die in der Mastzelle enthaltenen Vermittler der allergischen Beschwerden wie Histamin, Leukotriene und Prostaglandine (PIF, PAF, PUF) aus der Mastzelle freigelassen. Sie reagieren mit ihren Rezeptoren und erst diese Reaktion führt zu den allergischen Beschwerden. Dazu zählen Augenjucken, -tränen, -schwellung, Fließschnupfen, Niesen, behinderte Nasenatmung, Jucken im Rachenraum, Schwellungen der Lippen- und Mundschleimhäute, Schwellung der Atemwegsschleimhäute, krampfartige Verengung der Bronchien mit Atemnot, vermehrter zäher Sekretbildung, dabei ist die Beteiligung aller Schleimhäute möglich, gelegentlich Hautjucken und –rötung und schließlich eine Erweiterung der Blutgefäße. Die Blutgefäße des Körpers können das Mehrfache der vorhandenen Blutmenge aufnehmen. Ihre Weite wird im Allgemeinen so reguliert, dass das Blut

---

[12] Allergenspezifisches Immunglobulin E, [13] im Nanogramm-Bereich, [14] Sogar ohne anwesende Allergene können allergische Reaktionen auftreten! [15] nach dem Allergieratgeber.de; 11/ 2012, [16] Möglicherweise können solche chemischen Signale auch zentral ausgeschüttet oder aber in ihrer Wirkung zentral gehemmt werden.

dorthin geführt wird, wo es gebraucht wird. Durch die allergische Reaktion kann das Blut nun in weitgestellten Blutgefäßen „versacken", es kommt zu einem massiven Blutdruckabfall, der unbehandelt bis zum Kreislaufschock und Tod führen kann.

Es handelt sich beim Entstehen von Allergien um ein durchaus komplexes Geschehen, in dem auch T-regulatorische Lymphozyten: (T-REG, früher als Supressor T-Zellen bezeichnet) eine wichtige Rolle spielen.

Verbreitung

Die epidemieartige Zunahme sog. atopischer[17] Erkrankungen in den Industrieländern ist mittlerweile keine Neuigkeit mehr. Kaum eine Erkrankung hat in den letzten Jahren derart an Bedeutung gewonnen wie die Allergien. Fast jeder dritte Erwachsene in Deutschland kann bereits über eigene Erfahrungen berichten. Von diesem Trend sind Kinder besonders stark betroffen und die Ursachen dieses Anstiegs sind noch nicht vollständig geklärt.

Allergische Erkrankungen bringen oft ein chronisches, manchmal lebenslanges Leiden mit sich. Dies erfordert sowohl eine angemessene Therapie als auch vorbeugende Maßnahmen. Kinder leiden deutlich häufiger unter Neurodermitis und allergischem Asthma als Erwachsene. Viele von Ihnen durchlaufen eine jahrelange „Allergie-Karriere". In deren Verlauf können sich Neurodermitis und Heuschnupfen abwechseln oder auch parallel auftreten, auch Asthma kann sich entwickeln. Ein vordringli-

ches Ziel ist es daher, dies so früh wie möglich zu unterbinden und interdisziplinär zu behandeln.

Genetische und andere Ursachen

Eine erbliche Disposition für allergische Erkrankungen ist seit über 100 Jahren bekannt. Schon damals zeigten Studien, dass Allergien familiär gehäuft auftreten können.[18] Zunächst machte man Veränderungen eines einzelnen Gens für das Entstehen einer Allergie verantwortlich. In den 60er Jahren wurde klar, dass an der Vererbung von Allergien mehrere Gene beteiligt sind. Später zeigte sich, dass es sich dabei insbesondere um Gene handelt, die mit der Produktion von Immunglobulin E (IgE)[19], mit bronchialer Hyperreagibilität oder mit dem IgE-Rezeptor[20] zusammenhängen.

Allerdings ließen sich trotz intensiver Suche keine Gene identifizieren, die zwingend zu einer Allergie führen. Das heißt, allein die Eigenschaften des Allergens und der genetische Hintergrund des Betroffenen reichen nicht aus, um zu erklären, wie eine Allergie zustande kommt.

So gibt es inzwischen eine Vielzahl von Faktoren, die mit Allergien in Verbindung gebracht werden.[21] Hier sind vor allem zu nennen: Infektionen (bzw. ein Mangel an Infektionen: Hygiene-Hypothese) und die Lebensweise (insbesondere die Ernährung) und psychosoziale Faktoren. Der veränderte Lebensstil in den Industriestaaten mit mehr Stress, emotionaler Isolierung und ängstlich vermeidenden Verhaltensweisen wird als Grund für den Allergieanstieg ebenso diskutiert wie Hausstaubmilben und

---

[17] Zu den atopischen Erkrankungen zählen Heuschnupfen, Neurodermitis, allergisches Asthma und bestimmte Nahrungsmittelallergien
[18] Wyman M (1872/2001), [19] Marsh DG et al (1994), [20] Shirakawa et al (1994), [21] Mutius E. (2010)

Schimmelpilze in besser isolierten Wohnungen oder etwa ein zu wenig stimuliertes kindliches Immunsystems durch wenige Infekte. So haben Kinder aus Familien mit besserem Einkommen und höherem Bildungsniveau ein besonders hohes Allergierisiko, insbesondere dann, wenn sie als Einzelkinder aufwachsen. Dagegen erfreuen sich Kinder, die auf Bauernhöfen aufwachsen, eher bester Gesundheit. Folglich sind neben den genetischen auch viele andere Faktoren am Entstehen von Allergien beteiligt. Weder verurteilen uns die Gene unausweichlich zur Allergie, noch führt ein anderer Faktor für sich allein zwangsläufig zur Allergie. Das heißt auch, dass eine genetische Veranlagung ohne den Einfluss äußerer Faktoren klinisch stumm bleibt („unvollständige Penetranz" der entsprechenden Gene).

Zusammenfassung: Wesentliche Elemente der klassischen Sicht

1. Schritt: Die Auslösung einer Sensibilisierung
Unabhängig von einer genetischen Disposition oder auf eine solche aufbauend kann der Kontakt mit Pollen oder einem anderen harmlosen Stoff zu einer Sensibilisierung führen.

2. Schritt: Weitere Kontakte mit diesem Stoff führen dann zu einer allergischen Reaktion.

3. Schritt: Abhängig von der Häufigkeit der Kontakte und der Menge der Allergene entwickeln sich dann ggf. verstärkte Reaktionen oder auch allergisches Asthma.

Mythos: Geist und Körper sind getrennt

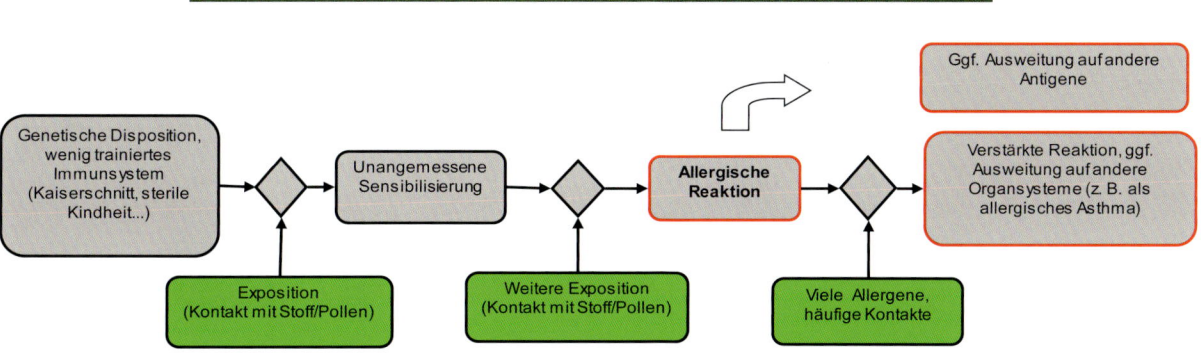

Die klassische Sichtweise: Keine zentralen Einflüsse auf die Immunreaktion

Äußere Bedingungen sind grün unterlegt

Physiologische Prozesse sind grau unterlegt

Klassische Präventionsansätze

Das glaubten wir zu wissen... Allergenvermeidung
In den frühen siebziger Jahren wurde eine allergische Immunantwort als unausweichliche Folge einer IgE-Sensibilisierung angesehen. In den achtziger und neunziger Jahren wurde die Allergenvermeidung als „Allheilmittel" propagiert. Ein sauberes Klima, das Vermeiden von Haustieren, das Verwenden allergenfreier synthetischer Bettdecken (anstatt Federbetten) und das verlängerte Stillen galten als gesicherte Präventionsempfehlungen.

Heute wissen wir, dass auf eine Sensibilisierung nicht zwangsläufig eine allergische Reaktion folgen muss. Auch die Allergenvermeidung und entsprechende Präventionsempfehlungen lassen sich nicht mehr aufrechthalten. Nach dem innerdeutschen Mauerfall zeigten sich mehr Allergien im Westen als bei den hygienisch höher belasteten Menschen im Osten.[22] Die "Hygienehypothese" wurde auch durch die neueren Studien zum Leben auf dem Bauernhof gestützt.[23] Aus heutiger Sicht wird eine saubere Umgebung in der Kindheit Allergien eher fördern als hemmen.

Auch das Vermeiden von Haustieren wurde generell empfohlen. Nach dem Konsensuspapier des Aktionsbündnisses Allergieprävention (ABAP) von 2004 werden aktuell Hunde empfohlen und von Katzen wird eher abgeraten. Jedoch haben Studien belegt, dass frühe Kontakte zu Haustieren Allergien verhindern können.

Als überholt gilt auch, dass Federbettwäsche Allergien fördern und synthetische Bettwäsche diese verhindern würde. Tatsächlich scheinen Federfüllungen in der frühen Kindheit zu weniger Asthma und synthetische Decken zu mehr Asthma zu führen.[24] Stillen wird nach wie vor empfohlen und dürfte atopische Erkrankungen verringern. Aber auch hier gibt es widersprüchliche Studien. Jedoch scheint das Stillen über einen Zeitraum von vier bis sechs Monaten angemessen (ABAP, Frankfurter Thesen 2004) und empfehlenswert.

Klassische Behandlungsmethoden
Zur „schulmedizinischen" Therapie der Allergie[25]

Die symptomatische Therapie zur Beschwerdelinderung

Die symptomatische Therapie greift an unterschiedlichen Orten der allergischen Reaktion ein und wird abgestuft vorgenommen.

Lokaler Einsatz von Cromoglicinsäure (Dinatriumcromoglycat – DNCG)
Sie behindert das Öffnen der Mastzelle nach dem Andocken des Allergens am IgE-Rezeptor auf der Oberfläche der Mastzelle. Die Therapie mit Augentropfen, Nasenspray und Dosieraerosol oder Pulver zum Inhalieren für die Atemwege ist als leichtes Brennen zu spüren und muss mindestens 4x täglich wiederholt werden, da der Wirkstoff eine kurze Halbwertszeit hat und entsprechend rasch ab-

---

[22] v. Mutius, 1994, [23] Van Strien R.T., 2004, [24] Ponsonby, AL.; Kemp, A.; Dwyer, T.; Carmichael, A.; Couper, D.; Cochrane, J. (2002)
[25] Genauer: ... der IgE-vermittelten Allergie vom Soforttyp

gebaut wird. In Form von Kapseln eingenommen kann das Medikament allergische Reaktionen des Darmes effektiv mindern.

Lokaler Einsatz von Antihistaminika

Sie wirken, wie der Name bereits vermuten lässt, gegen die Vermittler der allergischen Reaktion (Histamin). Diese haben die aufgeschlossenen Mastzellen also bereits verlassen! Antihistaminika behindern den Kontakt der Mediatoren wie Histamin zu ihren Rezeptoren. Lokal eingesetzt erreichen sie als Tropfen oder Spray eine konzentrierte Wirkung ohne den Körper besonders zu beeinträchtigen.

Lokaler Einsatz von Cortison

Dieses Hormon, das jeder Mensch in seinem Körper in der Nebennierenrinde bildet, ist ein wahres Wundermittel. Es stabilisiert die Mastzellen, so dass sie sich nicht so leicht öffnen, es behindert den Kontakt der Vermittler zu ihren Rezeptoren, es wirkt abschwellend und intensiv entzündungshemmend, egal welchen Ursprung die Entzündung auch haben mag. Die lokale Gabe in der Nase oder in den tiefen Atemwegen ist selbst bei Kindern langfristig unbedenklich und für die Verhinderung ernster Komplikationen, wie eines schweren Asthmaanfalles, ein Segen. Bei Dauergebrauch mindert es bei Kindern weltweit beobachtet das Größenwachstum bis zu einem Zentimeter. Gemessen an den guten Wirkungen ist diese Einschränkung akzeptabel.
Cortisonhaltige Augentropfen können bei längerem Gebrauch zu einer Linsentrübung führen und das Sehvermögen beeinträchtigen. Gelegentlich wird deshalb später eine Hornhauttransplantation erforderlich.

Systemischer Einsatz von Antihistaminika (bereits seit etwa 1930)

Sie werden in Form von Tabletten oder Tropfen, selten als Zäpfchen, verabreicht und können im Notfall auch direkt in die Vene gespritzt werden. Sie werden auf dem Blutweg im ganzen Körper verteilt und wirken auch dort, wo sie nicht gebraucht werden, z. B. im Gehirn. Eines der ersten Antihistaminika das Promethazin (Atosil) wird heute ausschließlich als Beruhigungsmittel verwendet. Es überwindet die Grenze zwischen Blutgefäßen und Gehirn, die sogenannte Blut-Hirn-Schranke, leicht. Es wirkt stark beruhigend. Dies weist schon auf den besonders „aufgeregten", aktivierten Zustand des Menschen und seines Immunsystems hin, die beruhigt werden sollen. Beide kämpfen bei der allergischen Reaktion gegen harmlose Allergene und schwächen sich dadurch. Im Gegensatz zu alten Antihistaminika wurden die modernen Medikamente in der Molekülgröße so optimiert, dass sie die Blut-Hirn-Schranke nicht passieren und demzufolge auch nicht müde machen. Doch so unterschiedlich, wie Menschen sind, kann es gelegentlich doch geschehen, dass eine zentralnervöse Beruhigung durch das Medikament selbst und der Kräfteverschleiß durch die innere Auseinandersetzung mit den Allergenen zu besonderer Müdigkeit führen.

Cortison systemisch

Cortisone können genauso wie Antihistaminika auf den gleichen Wegen systemisch im ganzen Körper eingesetzt werden. Sie wirken dann nicht nur lokal, sondern bei den meisten Menschen stimmungsaufhellend. Der systemische Einsatz von Cortison kann lebensrettend sein und wird meist auch vertragen. Unerwünschte Wirkungen, die viel zitierten Nebenwirkungen, sind von der Wirkung nicht zu trennen, sie nehmen mit der Höhe der Dosis und Dauer der Einnahme zu. Die früher gern verabreichte Depotinjektion von Cortison in die Muskulatur wird heute im Allgemeinen nicht mehr durchgeführt. Sie unterdrückt zwar die allergische Reaktion des Körpers gut, verhindert aber die körpereigene Cortisonproduktion. Warum sollte er Cortison herstellen, wenn schon genug vorhanden ist? Ist das Cortisondepot aufgebraucht, dauert es eine Weile bis der Körper wieder selbst Cortison herstellt. Entsteht nun in dieser Zeit ein besonderer Cortisonbedarf, z. B. wegen eines schweren Infekts oder durch einen Schock, wie etwa bei einem Verkehrsunfall, und vermag der Körper dann selbst nicht genügend Cortison herzustellen, kann das für Betroffene lebensbedrohlich sein. Deshalb wird die systemische Cortisontherapie heute bedarfsgerecht verordnet: morgens viel und abends wenig oder gar ohne Cortison. Diese Therapie behindert die körpereigene Cortisonproduktion am wenigsten und ist gut steuerbar.

Anti-IgE-Antikörper, Omalizumab

Seit Oktober 2005 ist dieser humanisierte mono-klonale Antikörper in Deutschland zur Anwendung am Menschen zugelassen, er bindet und neutralisiert das IgE. Er muss alle 14 Tage unter die Haut, also subkutan, gespritzt werden. Seine Wirkung ist unspezifisch, alle IgE-Moleküle werden gebunden. Damit fallen IgE-vermittelte allergische Reaktionen praktisch aus, ebenfalls wird die Körperabwehr gegen Wurminfektionen geschwächt. Eine langfristige Anwendung kann sogar die körpereigene IgE-Produktion mindern. Für Menschen die auf hoch dosierte Cortisongabe angewiesen sind, ist das sehr teure Medikament ein Segen, weil es Ihnen die vielfältigen unerwünschten Wirkungen einer systemischen Cortisontherapie erspart.

Montelukast

Dieses Medikament ist ein Leukotrienantagonist, also ein Gegenspieler von Leukotrienen und seit 1998 in Deutschland zugelassen. Leukotriene sind Verstärker der Entzündungsreaktion und werden nicht nur von den Mastzellen sondern auch von weißen Blutkörperchen, den Leukozyten, freigesetzt. Der Antagonist behindert die Bindung der Leukotriene am Rezeptor und mindert damit auch die allergische Entzündungsreaktion. Etwa die Hälfte der mit diesen Tabletten behandelten Menschen zeigt früher oder später (bis zu sechs Monate nach Therapiebeginn…) eine Beschwerdebesserung. Leider ist nicht vorhersagbar wem diese Therapie hilft.

Adrenalin

Dieses Nebennierenhormon muss entweder inhaliert, in die Muskulatur gespritzt oder fein dosiert in die Vene injiziert werden, da es über den Magen-Darm-Trakt nicht wirksam ist. Bei einem allergischen Schock zieht es die Blutgefäße zusammen und wirkt lebensrettend, indem es das „Versacken" des Blutes verhindert. Für den Notfall ist es als intramuskuläre Spritze erhältlich, die sich Betroffene selbst auch durch Kleidung hindurch in die Außenseite des Oberschenkels spritzen können. So werden etwa bei einer Bienen- oder Wespengiftallergie fatale Folgen, wie ein Kreislaufschock, verhindert.

Die spezifische Immuntherapie – SIT - Hyposensibilisierung – Gewöhnungstherapie an das Allergen

Diese Therapieform ist die einzige „schulmedizinische" Behandlung, die die allergische Reaktion auf Dauer beseitigen kann oder mindestens zeitweise abschwächt. Das ist deshalb so wichtig, weil wir wissen: Je häufiger der Körper allergisch überempfindlich reagiert, umso größer ist die Gefahr, dass er auch auf andere Stoffe reagiert und dass sich die allergische Reaktion von den oberen Atemwegen aus auf die tiefen Atemwege mit Asthma und auch auf andere Organe, wie den Darm mit Leibschmerzen und Durchfällen, ausdehnt.

Wie der Name vermuten lässt, ist die Gewöhnungstherapie der Allergie spezifisch. Es ist also für einen Therapieerfolg wichtig, jene Allergene zu verwenden, die tatsächlich die Beschwerden bereiten. Bei der Diagnose werden vor allem die Beschwerdeumstände und die Jahreszeit berücksichtigt. Dazu

kommen die Erkenntnisse aus dem Allergiehauttest (Prick-Test) und vielleicht auch aus der Prüfung des Blutes auf spezifisches IgE gegen einzelne Allergene (RAST = Radio-Allergo-Sorbent-Test).

Im Zweifel bringt man das Allergen in die Nase ein (nasale Provokation) und vergleicht das mit der Wirkung einer Kochsalzlösung. Wenn die Nasenschleimhäute mit Schwellung, Jucken, Niesen und vermehrter Sekretbildung nur auf das Allergen und eben nicht auf die Kochsalzlösung reagieren, ist es höchst wahrscheinlich, dass es allergische Beschwerden auslöst. Dann muss das Allergen in die Behandlung aufgenommen werden um eine Beschwerdelinderung zu erreichen.

Bei der Diagnostik finden sich gelegentlich vielfältige Sensibilisierungen der Haut und auch im Blut (RAST) ohne Beschwerden. Sehr viel seltener reagiert weder die Haut noch der spezifische Bluttest (RAST) auf ein Allergen, das mit der nasalen Provokation gefunden wird.

Die Mechanismen der spezifischen Immuntherapie sind nicht sicher bekannt. Bis heute finden wir im Körper eine Vielzahl von biochemischen Veränderungen, die Folgen einer spezifischen Immuntherapie sind, ohne dass wir die entscheidenden Veränderungen sicher benennen könnten. So wird etwa die Empfindlichkeit der Haut durch eine erfolgreiche SIT nicht unbedingt verändert, die Reaktion der Schleimhäute wie der Nasenschleimhaut dagegen schon.

Die Idee einer „Allergieimpfung" ist schon alt. Sie

wurde von der erfolgreichen Impfung gegen Kuhpocken[26] abgeleitet und 1905 als Schluckimpfung gegen das „Heufieber" durchgeführt. Als diese Therapie nichts nutzte, begann man ab 1911 mit der Injektion des Allergens unter die Haut, der subkutanen Immuntherapie SCIT.

Subkutane Immuntherapie SCIT

Anfänglich wurden wiederholt wässrige Verdünnungen des relevanten Allergens mit zunehmendem Allergengehalt injiziert. Für einen Therapieerfolg mussten die Spritzen oft wiederholt werden, da Wasser im Körper rasch aufgenommen wird. Außerdem kam es bei dieser Therapie trotz aller Sorgfalt häufig zu generalisierten allergischen Reaktionen bis hin zum allergischen Schock, der unbehandelt tödlich verläuft. Daraufhin hat man die Behandlungslösungen chemisch verändert, die Allergene besonders gereinigt und an Träger wie z. B. das Eiweiß Tyrosin gebunden. Die so veränderten Behandlungslösungen sollen länger im Unterhautgewebe verbleiben als die wässrigen Lösungen und eine gleichmäßigere Wirkung erreichen. Damit konnten die Zeitabstände zwischen den Injektionen verlängert werden und die Gefahr von schweren allergischen Reaktionen als Folge der Therapie nahm drastisch ab. Heutzutage wird die Therapie zu Beginn einmal in der Woche und schließlich etwa alle vier Wochen durchgeführt. Der Patient muss auch heute nach der Injektion für 30 Minuten vom behandelnden Arzt überwacht werden, um einer generalisierten allergischen Reaktion rechtzeitig begegnen zu können. Tödliche Verläufe eines allergischen Schocks als Folge der SCIT sind sehr selten geworden.

Sublinguale Immuntherapie SLIT

Da die Einnahme einer allergenhaltigen Lösung bereits 1905 keine ausreichende Gewöhnung an das Allergen erreicht hatte, stehen bis heute viele Allergologen in Deutschland dieser Therapieform sehr skeptisch gegenüber. Der Unterschied zu der 1905 durchgeführten Einnahme besteht darin, dass heute die Therapielösung oder die Tabletten wenigstens 2 Minuten im Mund behalten werden, bevor man sie verschluckt. Wir wissen jetzt, dass sich in der Mundschleimhaut viele Empfänger des Immunsystems (Dendriten) befinden, die diese Informationen dem Immunsystem vermitteln. Nach dem Schlucken der Behandlungslösung bzw. der Tablette werden die Allergene durch die Magensäure so verändert, dass das Immunsystem ihrer Bedeutung nicht mehr versteht. Deshalb war das Verschlucken der Lösung 1905 unwirksam. Die Behandlung wird heute täglich einmal durchgeführt. Gefährliche unerwünschte Wirkungen wie bei der SCIT, mit der Gefahr eines allergischen Schocks, sind weltweit nicht berichtet worden. Deshalb kann der Patient diese Therapie zu Hause selbst durchführen. Es kann bei zu rascher Dosissteigerung jedoch zu unangenehmen Reaktionen der Mundschleimhaut mit Jucken, Brennen und Schwellungen kommen. Die Reaktionen gehen darüber nicht hinaus und können mit lokal wirkenden Antihistaminika rasch gelindert werden.

[26] Schon 1746 durch Edvard Jenner (nach Stewart A. J., Devlin P. M. (2006))

In Frankreich werden etwa 80% der spezifischen Immuntherapien als sublinguale Immuntherapie durchgeführt, vor allem deshalb, weil den Ärzten die notwendige Überwachung der Patienten nach einer subkutanen Injektion nicht bezahlt wird. Diese Erfahrungen haben uns gezeigt, dass die Wirksamkeit der SLIT der SCIT vergleichbar ist. Sie ist seit etwa 2008 nun auch in Deutschland zunehmend anerkannt. Bereits seit 1991 behandeln Ärzte erfolgreich Patienten mit der SLIT. Die Behandlung von Insektengiftallergien wie gegen Biene und Wespe ist allerdings nur subkutan als SCIT möglich. Da Pollen sich nur zu bestimmten Zeiten im Jahr in der Luft befinden, muss die SIT über drei aufeinander folgende Jahr durchgeführt werden, da das Immunsystem sonst den Gewöhnungseffekt rasch vergisst. Mit einer langfristig durchgeführten Therapie hält die Gewöhnung durchaus lebenslang an. Die Behandlung soll nach den offiziellen Empfehlungen ganzjährig erfolgen. Nach unserer Erfahrung ist eine Therapie vor als auch während der Pollenflugsaison genauso gut wirksam. Eine Therapiepause nach Ende der Pollenflugsaison entlastet bei einem rechtzeitigen Beginn vor dem nächsten Pollenflug die Patienten und mindert die erheblichen Therapiekosten, die sich für die Krankenkassen auf insgesamt mehrere tausend Euro belaufen können. Diese kurze Zusammenfassung von allergischen Reaktionen und Therapien lässt erahnen, dass ein Erfolg dieser Therapien besondere Kenntnisse und ein sehr sorgfältiges Vorgehen in Diagnostik und Behandlung erfordert. Sie sollten deshalb nur von weitergebildeten Ärzten mit dem Weiterbildungszusatz Allergologie durchgeführt werden.

Problemfall Allergenvermeidung (Karenz)
In der Medizin werden Karenzmaßnahmen als Behandlungsmethoden verstanden. Allergiker sollen Allergene vermeiden und ganz allgemein sollen Allergene im öffentlichen Bereich, beispielsweise im Kindergarten, am Arbeitsplatz oder in öffentlichen Gebäuden eliminiert werden. In Lehrbüchern wurde Karenz als moderne Therapie dargestellt. So schrieb beispielsweise Klimek: "Die vollständige Karenz des auslösenden Allergens stellt die beste Behandlungsform bei allergischen Erkrankungen dar".[27] Aus dieser Grundannahme folgte: "Da die Allergenkarenz die wichtigste therapeutische Maßnahme ist, sollten diese mittels einer detaillierten allergologischen Diagnostik ermittelt werden."[28] Noch heute wird ein Patient nach einer gezielten Aufklärung angehalten, durch eine differenzierte Selbstbeobachtung, z. B. in Form eines Allergietagebuchs, und einer kompetenten Allergiediagnostik, Allergene zu identifizieren und zu vermeiden.
Allergenkarenz wurde noch in den neunziger Jahren als wirksamste Waffe propagiert. Sie ist sicherlich eine wirkungsvolle Maßnahme jedoch keine Heilungsintervention. Sie ist schwer oder gar nicht zu realisieren und führt leicht dazu, dass sich Betroffene bedroht und hilflos fühlen. Sie werden immer abhängiger von ihrer Medizin und trotz allem verschlimmern sich die Symptome langfristig.
Auch die Pollenflugvorhersagen entsprechen die-

[27] Klimek L et. al.,1998, S. 86
[28] Vieluf I. K., 1996, S.198

sem Ansatz. Einerseits helfen sie Betroffenen sich vor Allergenen zu schützen, andererseits sensibilisieren sie die gesamte Bevölkerung für diese „Bedrohung". Die Vorhersagen sorgen dafür, intensiven Pollenflug besonders wahrzunehmen. Ängstliche Patienten werden so für die Symptome besonders sensibilisiert; das kann dazu führen, dass Allergien zunehmen.[29]

Soweit zur klassischen medizinischen Sicht. Um die skizzierte wissenschaftlich etablierte Sicht zu erweitern, blicken wir nun auf jene Fragen, die eine solche Sicht nicht beantworten kann:

Worauf liefert das etablierte klassische Modell keine Antworten?

- Weshalb bleibt eine allergische Immunantwort trotz vorhandener Sensibilisierung bei manchen Menschen aus oder geht zurück?
- Welche zusätzlichen Faktoren (ggf. auch psychosoziale[30]) könnten dafür verantwortlich sein?
- Wieso lassen sich allergische Reaktionen im Experiment und im Alltag auch ohne anwesende Allergene auslösen?
- Wieso lassen sich Allergien klassisch konditionieren (erlernen)?
- Wie kann man sich erklären, dass anscheinend Emotionen, Erwartungen, der Glaube an den Erfolg, die Beziehung zum Therapeuten und dessen Glaube an den Erfolg einen Einfluss auf den Erfolg einer Hyposensibilisierung haben?

- Warum funktionieren mentales Gesundheitstraining und Hypnose?

Exkurs: Evidence Based Medicine - Wie erwiesen ist ihre Wirksamkeit?

Um sorgfältig mit knappen Ressourcen umzugehen, kam es in der Medizin zu verbindlichen Behandlungsleitlinien und dem Anspruch einer Evidence Based Medicine - Medizin mit erwiesener Wirksamkeit. Die wissenschaftliche Realität kann dennoch anders sein. Als ein Beispiel dient uns die weltweit größte, von den Krankenkassen finanzierte Studie zur Schmerztherapie mit Akupunktur.

Die Evidence Based Medicine (EBM) favorisiert jene Behandlungsmethoden, deren Wirkung auf wissenschaftlichen Erkenntnissen beruht, und vermeidet jene Methoden, deren Wirksamkeit nicht nachgewiesen ist. Aber was deklariert die EBM als wirksam und was als unwirksam?

Um Aussagen dazu zu erhalten, werden Medikamente im Vergleich mit Placebos getestet. Ist ein Placebo genauso wirksam wie das Medikament, wird die Wirkung auf den Glauben an das Medikament und eben nicht auf den Wirkstoff zurückgeführt. Das Medikament gilt dann als unwirksam. Ist es jedoch wirksamer als das Placebo und auch wirksamer als eine Nichtbehandlung, kann es der „Gemeinsame Bundesausschuss von Ärzten, Zahnärzten, Krankenhäusern und Krankenkassen" als Kassenleistung zulassen.

Der Begriff Placebo stammt aus dem lateinischen und bedeutet so viel wie: „Ich werde gefallen". Bis heute fasst die Medizin Arzneien unter diesem Begriff zusammen, die sie mehr

---

[29] Vermutlich nutzen die Pollenflugvorhersagen der Pharmaindustrie, volkswirtschaftlich und gesundheitspolitisch ist diese sinnlose Angstmache höchst fragwürdig. [30] Relevante psychosoziale Faktoren könnten nicht nur psychische Probleme im klassischen Sinn sein, sondern auch Stimmungen, Wahrnehmungsstrategien, Konditionierungen etc.

zur Gefälligkeit als auf einen therapeutischen Nutzen hin verabreicht. In der modernen Wissenschaft gilt Placebo als Synonym für pharmakologische Wirkungslosigkeit und also auf Glauben beruhend. Dabei erbrachte bereits 1955 eine Studie[31], dass mindestens 35 Prozent der Patienten bei verschiedensten Erkrankungen allein mit Placebos zufriedenstellend therapiert werden können. Nach Evans[32] beruht die Wirksamkeit eines jeden aktiven Medikaments, ganz gleich wie hoch der Wirkungsgrad des jeweiligen Medikaments ist, zu 56 bis 60 Prozent auf dem Placeboeffekt.

EBM basiert auf bewiesenen Wirkungen, die über die Suggestionswirkung und/oder Gefälligkeitsreaktionen hinausgehen. Wissenschaftlicher Standard hierfür sind randomisierte Doppelblindstudien. Randomisiert bedeutet, dass die Studienteilnehmer zufällig, also durch Losen oder Würfeln, in Vergleichsgruppen eingeteilt werden. In der Regel werden die teilnehmenden Patienten in therapeutische Interventionsgruppen, Kontrollgruppen und Placebogruppen aufgeteilt.

Die Patienten der Interventionsgruppe bekommen die auf ihre Wirkung zu überprüfende Behandlung. Das kann ein Medikament sein, eine Akupunktur oder eine andere standardisierte Behandlung. Die Menschen der Placebogruppe erhalten – im guten Glauben auf eine wirkungsvolle Intervention – eine Scheinbehandlung, beispielsweise ein wirkungsloses Medikament („Zuckerpille") oder je nach Studiendesign eine andere „Als-ob-Behandlung". Nur so kann die Wirkung einer Behandlung im Vergleich von Wirkstoff und Placeboeffekt überprüft werden. Die Teilnehmer der Kontrollgruppe erfahren entweder eine gängige Standardbehandlung oder werden ohne Intervention auf eine Warteliste gesetzt.

„Doppelblind" bedeutet, dass weder die Patienten noch die behandelnden Ärzte wissen, ob ihre Patienten der Interventions- oder der Placebogruppe angehören. Auch der Arzt befindet sich also im Unklaren darüber, ob er ein Placebo verabreicht oder nicht. Diese doppelblind überprüften Studien sind folglich nur bei Medikamentengaben möglich, denn beispielsweise bei Akupunktur oder Psychotherapie ist dem Therapeuten ja bekannt, ob und wie er behandelt. In diesem Falle erfolgt die Studie „einfachblind", das heißt, lediglich die Teilnehmer wissen nicht um ihren Status.

Beschnittene Allergieforschung

In Bezug auf die Allergieforschung wurden von der Arbeitsgruppe Allergieprävention im Jahre 2002 nur noch Studien zur finanziellen Förderung empfohlen, die vom Studiendesign her randomisiert und doppelblind durchgeführt werden können. Somit gelten alle psychotherapeutischen und nicht-pharmakologischen Studien als nicht evidenzbasiert und bestehen somit nicht vor dem streng wissenschaftlichen Auge.

Innovationen aus der Komplementärmedizin, Psychosomatik oder Psychotherapieforschung bleiben somit chancenlos, als ergänzende oder gar alternative Methoden unterstützt oder von den Krankenkassen aufgenommen zu werden. Hyposensibilisierung gilt hingegen als seriöse medizinische Behandlung. Obgleich gerade diese Behandlungsmethode die These erlaubt, dass ihre Wirkung nur auf der Tortur der Behandlung, dem zeitlichen und körperlichen Einsatz der Patienten und bei Patient und Arzt auf dem Glauben an den Erfolg bzw. dem Vertrauen in die Medizin basiert.

Pillen- und Spritzenstudien werden also bevorzugt, weil sie im

---

[31] Beecher, H. K., 1955
[32] Evans, D. 2004

Unterschied zu Gesprächstherapien als wissenschaftlich gesichert und vertrauenswürdig gelten.

Ein solches Vorgehen ist von Vorteil für die Pharmaindustrie. Es lässt aber völlig außer Acht, dass eben auch der Glaube eines Menschen seine Genesung fördern oder behindern kann. Seine Gedanken und damit verbundenen Gefühle bilden Wirkfaktoren, die auch den Verlauf einer Krankheit beeinflussen.

Blamable Folgerungen aus der Akupunkturstudie

Erstaunlicherweise wurde die Akupunktur vom „Gemeinsamen Bundesausschuss von Ärzten, Zahnärzten, Krankenhäusern und Krankenkassen" als „evidenzbasierte Behandlungsmethode" bei Spannungskopfschmerzen, Kniearthrose und Rückenschmerzen zugelassen[33] und zwar aufgrund einer Studie mit gut 250.000 Patienten, der in der Bundesrepublik bisher größten und vermutlich auch teuersten Studie überhaupt.

Damit erhalten Patienten Zugang zu einer Behandlungsform, die wirksamer, sicherer und wirtschaftlicher ist als die im Vergleich geprüfte medikamentöse Standardbehandlung. Die Akupunktur ist außerdem nebenwirkungsärmer. Somit scheint diese Studie für Patienten ein passables Ergebnis erreicht zu haben.

Nach den Kriterien der Wissenschaft ist das Ergebnis jedoch blamabel: Der Vergleich zwischen Interventionsgruppen (Akupunktur) und Placebogruppen (minimal invasive Akupunktur) wies keinerlei Unterschiede auf. In der Placebogruppe haben die behandelnden Ärzte bewusst die bekannten Akupunkturpunkte vermieden. Das erzielte aber ähnlich gute Ergebnisse wie in der Interventionsgruppe selbst.

Wer möchte nun seriös entscheiden, ob hier die Akupunktur wirkt oder das Placebo? Bewiesen ist lediglich, dass Akupunktur und offenkundig auch das Placebo, also der Pieks schlechthin, besser wirken als die medikamentöse Standardtherapie. Was bedeutet das? Wissenschaftlich können wir davon ausgehen, dass Pieksen und Suggestion wirksam waren, wir können jedoch nicht davon ausgehen, dass die Wirkung der Akupunktur wissenschaftlich nachgewiesen ist. Die ist also, anders als nach der Studie propagiert, keineswegs „evidenzbasiert" wirksam. Erstaunlicherweise blieb der übliche Aufschrei aller jener kritischen Geister aus, die sonst so vehement die psychologischen Studien zerpflücken und auf Wissenschaftlichkeit pochen. Die Akupunktur-Lobby und die Lobby der „Traditionellen Chinesischen Medizin", TCM, sind vermutlich froh über diese Anerkennung. Die Krankenkassen würden ungern zugeben, womöglich sehr viel Geld sinnlos ausgegeben zu haben. Und die Pharmalobby hält den Ball lieber flach, weil sie in diesem besonderen Falle wegen der schlechten Wirksamkeit der Medikamente (schlechter als Placebos) Gefahr für Millionenumsätze in der Branche sieht.

Was lehrt uns das? Auf schönste Weise widerlegte diese Studie, dass der Placeboeffekt nur ein unerwünschter „Schmuddeleffekt" sei. Stattdessen wurde deutlich, dass die angestrebte Wirkung sowohl über eine Akupunktur als auch über eine Scheinakupunktur erreicht werden kann. Und vor allem, dass die Regeln einer fundierten wissenschaftlichen Kosten-Nutzen-Rechnung nicht mehr gelten.

Wer, wie der Bundesausschuss, nach dieser Studie die Akupunktur in den Rang einer evidenzbasierten Methode erhebt,

---

[33] Witt, Claudia M. et al. 2006

missachtet die Regeln wissenschaftlichen Arbeitens und Denkens in der Medizin. Auf solche Weise verkommt der Anspruch der Wissenschaftlichkeit zum Deckmantel.

1.2 Die psychoneuroimmunologische Sicht

Zwar gibt es umfangreiche Arbeiten zum Entstehen von Allergien, häufig wurden die Zusammenhänge aber nur auf der „Zellebene" diskutiert. So wurden Umwelt- und Lebensfaktoren, wenn sie denn überhaupt in die Überlegungen einflossen, nur daraufhin analysiert, wie weit sie zu Schadstoffbelastungen und Allergenkontakten beitragen. Auch die Frage, wie die in der Bevölkerung rückläufigen Infektionen und zunehmenden Allergien zusammenhängen, wird nur auf dieser "Zellebene" diskutiert: Infektionen können demnach ein sogenanntes Th1- Milieu schaffen, welches einem erhöhten IgE-Spiegel "vorbeugt". Dass auch die individuelle Sichtweise der Situation und die begleitenden Gefühle den Organismus günstig oder ungünstig beeinflussen könnten, wird dabei ausgeklammert.

In solchen Analysen manifestiert sich trotz der Erkenntnisse der Psychoneuroimmunologie[34] nach wie vor der Mythos, wonach Geist und Körper streng getrennt existieren.

So stellen wir fest: Je genauer die biologischen Vorgänge erkannt werden, desto häufiger werden weiter reichende Erklärungsmodelle ausgeklammert. Dabei gibt es umfangreiche Hinweise auf ein untrennbares und sich bedingendes Wechselspiel zwischen dem Zentralnervensystem (samt Gedanken und Emotionen), dem neuroendokrinen und dem Immunsystem[35]. So wirken sich emotionale Zustände wie Glück und Freude[36] oder auch Trauer, Wut und Angst[37] über Neurotransmitter[38] auch auf das Immunsystem aus[39]. Eine Reihe von Studien belegen, dass Menschen mit erhöhtem Angstpotential auch verstärkt allergisch reagieren[40]. Eine aktuelle Auswertung an 4181 Probanden zeigt, dass eine Desensibilisierungsbehandlung zumindest den Gemütszustand der Allergiker so beeinflusst, dass psychiatrische Angst- und Depressionsdiagnosen signifikant abnehmen, was damit einmal mehr den Einfluss psychologischer Faktoren belegt[41].

Der Haupteffekt aufwendiger Desensibilisierungsbehandlungen, die allergische Symptome lindern sollen, scheint in erster Linie die Psyche zu stärken und Angst vor den Allergenen zu nehmen, ein durchaus nachvollziehbarer Effekt[42].

Und da Ängste und andere Emotionen durch Wahrnehmungen und Gedanken ausgelöst werden, beeinflusst auch die Sicht der Welt und der momentanen Situation den Körper und eben auch das Immunsystem (mindestens) über die physiologischen Anteile der Emotionen.

„Der Körper reagiert auf die Bedeutung des Erlebens"

---

[34] Zänker K. (1991), [35] Schedlowski M.(1996), [36] Zachariae R.(1997), [37] Schmitt-Traub (1991-1997), [38] Schmitt-Ott (1989 -1991
[39] Anbar (2003, 2004), Sanico (1999, 2000), Bienenstock (1994-2002), Weizmann (1999), [40] Balon R. (2006)
[41] Goodwin R.D. (2012), Roy-Byrne P.P. (2008), [42] Sollte die aufwändige Behandlung ihre Wirkung über psychologische Zusammenhänge erzielen, wäre eine psychologische Intervention sicherlich direkter, einfacher, wirksamer und kostengünstiger.

Dazu drei Fallbeispiele:

Das Mädchen wurde 1953 geboren, kam 1960 in die Schule und war bis dahin gesund ohne Milchschorf, Neurodermitis oder andere mit Allergien assoziierte Beschwerden. Von keinem Mitglied der engeren und weiteren Familie sind allergische Reaktionen bekannt.

Die Lehrerin erklärte den Kindern, dass ausgewählte Kinder der 1. Klasse beim Schützenfest auf der Bühne einen Volkstanz vorführen und sie dazu gehöre. Sie wollte daran nicht teilnehmen, das hat die Lehrerin nicht akzeptiert. Also machte die Mutter das Kind für den Auftritt mit dem besten Kleid fein und ging mit ihr zum Festplatz. Auf dem Weg durch einen Buchenwald begannen heftiges Niesen, Augenjucken und –tränen. Schließlich schwollen die Augen so zu, dass das Mädchen nach Hause gebracht werden musste und tatsächlich nicht am Volkstanz teilnehmen konnte. Das Beschwerdeausmaß verhinderte auch den Schulbesuch am nächsten Tag. Die einzige ausreichend wirksame Therapie waren damals Cortison-Depotinjektionen.

In den folgenden Jahren generalisierte sich die allergische Reaktion auf andere Pollen und die Hausstaubmilben. Es entwickelte sich keine Reaktion gegen Tierhaare und kein Etagenwechsel mit einem Asthma bronchiale. Die regelmäßigen Cortison-Depotinjektionen führten zu einer deutlichen Reduktion des Längenwachstums.

Erst 1977 wurde eine subkutane spezifische Immuntherapie über drei Jahre mit ausreichendem Erfolg durchgeführt. Dabei kam es zu einer anaphylaktischen Reaktion, die eine stationäre Beobachtung in der Klinik erforderlich machte. Danach erwies sich eine symptomatische Medikation mit Augentropfen, Na-

senpray und Antihistaminika als ausreichend.

Nach der Teilnahme an einem mentalen Trainingsprogramm, dem Hildesheimer Gesundheitstraining im Jahr 2002, ist keine Medikation mehr erforderlich, selten tritt leichtes Augenjucken auf, das sich mit den erlernten mentalen Interventionen ausreichend bessert.

Ursprünglich hat man psychosoziale Faktoren der Allergieentstehung nicht wahrgenommen, die IgE-Vermittlung von allergischen Reaktionen war gerade erforscht worden.

....

Die Patientin war 26 Jahre alt und stellte sich im Mai 2007 in der Praxis zur Prüfung einer Pollenallergie vor. Die Anamnese erbrachte keine allergischen Reaktionen in der näheren und weiteren Familie, bei ihr selbst keine allergie-assoziierten Symptome wie Milchschorf oder Neurodermitis.

Sie berichtete:

Sie sei im April an einem Mittwoch in der Mittagspause wie immer zum Bäcker gegangen um sich ein Stück Kuchen zu holen. Nach der Rückkehr in den Betrieb habe sie heftig niesen müssen und unter Augentränen gelitten. Die Kollegen hätten gemeint, das sei der Heuschnupfen und sie solle die Fenster schließen. Sie habe gegen den Verdacht auf Heuschnupfen protestiert, da weder sie selbst noch jemand anderer aus der Familie jemals unter Allergien gelitten hätten. Nach dem Schließen der Fenster ließen die Beschwerden nach. Auch am Donnerstag, Freitag und Samstag sei es besser gewesen. Als sie sich am Sonntag auf den Balkon gesetzt habe, sei es wieder losgegangen.

Nach Bestätigung der kutanen allergischen Sensibilisierung gegen die Birke im Prick-Test (RAST später ebenfalls positiv) erweiterte der behandelnde Arzt die Anamnese auf psychosoziale Faktoren: Die Patientin arbeite als Technische Zeichnerin. Vor dem erstmaligen Auftreten der allergischen Reaktion sei fünf Kolleginnen gekündigt worden. Damit stieg das Arbeitspensum für sie enorm. Zum Zeitpunkt ihrer ersten allergischen Reaktion saß sie an einem Projekt, das sie in der gegebenen Frist keinesfalls habe fertig stellen können. Sie verspürte große Angst ebenfalls gekündigt zu werden und arbeitete deshalb auch noch am Sonnabend. Erst später habe man ihr für die Arbeit ausreichend Zeit bewilligt.

Es liegt nahe, die Allergie als einen Lösungsversuch eines massiven Konfliktes aufzufassen. Damit werden die Grenzen der konservativen Behandlung verständlich und mentale Interventionen erhalten einen Sinn. Für den kritischen Leser sei angemerkt, dass auch die Reaktion der Patientin am Sonntag auf dem Balkon ins psychologische Muster passt. Seit Jahren ist bekannt, dass Herzbeschwerden und Infarkte sich am letzten Urlaubstag häufen. Vermutlich geschieht dies, weil die Gedanken an den nächsten Tag den Prozess auslösen, während in aktiven Stresssituationen Adrenalin ausgeschüttet wird und eher symptomunterdrückend wirkt.

....

Bericht des Vaters: Tobias, 1979 geboren, hat Ende der 1980er Jahre gern immer wieder ein paar Ferientage bei seiner Oma im Westerwald verbracht. Das wurde ihm zunehmend durch immer heftigere Hustenanfälle verleidet, die stets dort einsetzten. Die Oma ging mit ihm zu ihrem Hausarzt, der dann ein kortisonhaltiges Mittel verschrieb.
Etwa 1989 fuhren wir zusammen mit Tobias noch in der Nacht

vom Westerwald wieder zurück, weil seine Hustenanfälle mit großer Atemnot so schlimm waren, dass wir keinen anderen Ausweg sahen. Nach (geschätzten) 25 km auf der Autobahn war die Welt plötzlich wieder in Ordnung. Nachdem die Symptome auch an anderen Orten auftauchten, haben wir Tobias auf Allergien testen lassen, mit verheerendem Ergebnis: Hund und Katze hätten wir abschaffen sollen, das Federbett haben wir gegen eines mit synthetischer Füllung ausgetauscht, und die Reaktion auf Schimmel war ganz besonders heftig. Der Arzt hat ihm ein Asthma-Spray verschrieben, das Tobias fortan immer mit sich führte, und das im Alter von zehn Jahren.
Es war bald klar, dass es so mit ihm nicht weitergehen konnte. Meine Ex-Frau hat dann von einer angeblich sehr fähigen Heilpraktikerin in Stuttgart, E. S., erfahren und beschlossen, mit Tobias dorthin zu gehen. E.S. arbeitete mit Kinesiologie. Obwohl ich das für richtigen „Humbug" hielt, bin ich zu der Sitzung mitgegangen.
E. S. hat Tobias dann getestet, ich habe vermutlich, zumindest im Geiste, die Augen verdreht. Unter anderem testete sie auch, in welchem Jahr die Allergie ihren Anfang nahm, und kam auf das Jahr 1986. Sie hat uns dann gefragt, welches besondere Ereignis uns dazu einfällt. Meiner Exfrau ist sofort der Tod meines Vaters eingefallen. Dann ergab eins das andere:
- Der von Tobias sehr geliebte Opa war gestorben,
- in dem alten Haus meiner Mutter mit ungedämmten Fensterstürzen gab es offensichtlich immer Schimmel,
- also eine Verbindung Schimmel – Tod des Opas.
- Mit dieser Verbindung im Unterbewussten zeigten sich die Symptome dann auch an anderen Orten mit Schimmel.

E. S. hat Tobias dann noch während dieser Sitzung über Ener-
gieausgleich usw. geheilt. Ich weiß nicht mehr, ob sie ihm doch
ein paar Globuli gegeben hat. Die Probleme von Tobias tauch-
ten jedenfalls von diesem Tag an nie wieder auf; er konnte fort-
an, solange er wollte, völlig unbelastet bei der Oma sein.
Und ich war auch „geheilt" und kann seither auch Dinge akzep-
tieren und sogar schätzen, die nicht ohne weiteres erklärbar,
aber „offen sichtlich" sind.

Die Risikofaktoren Exposition, Konstitution und (psychosoziale) Disposition

Während Nasemann in den achtziger Jahren noch davon sprach, Exposition, Konstitution und Disposition verursachten gemeinsam die Allergie, vernachlässigen spätere Lehrbücher[43] die Disposition. Andere erwecken den (falschen) Eindruck, durch eine kausale physiologische Erklärung sei eine Beteiligung von psychischen, emotionalen und sozialen Bedingungen ausgeschlossen.

Die Konstitution auf genetischer Basis

Eine genetische Disposition wird oft als Diagnosekriterium herangezogen. Menschen mit einer atopischen Konstitution (auf einer genetischen Basis) haben ein erhöhtes Risiko allergische Reaktionen zu entwickeln. Es ist zweifellos plausibel, dass Menschen auf Grund ihrer genetischen Ausstattung unterschiedlich leicht allergische Symptome entwickeln. Reagieren Eltern allergisch, so zeigt die Statistik, dass auch beim Kind ein erhöhtes Risiko besteht an Allergien zu erkranken. Dass die genetische Ausstattung der Grund dafür ist, kann man leicht unkritisch annehmen. Möglicherweise handelt es sich aber nur um einen „Storcheneffekt".

Exkurs: Statistische Zusammenhänge...

Thomas Höfer vom Bundesinstitut für Risikobewertung in Berlin veröffentlichte 2004 in der Zeitschrift Paediatric and Perinatal Epidemiology einen Artikel über die Geburtenentwicklung und das Storchenaufkommen. Während in Niedersachsen sowohl die Anzahl der Störche als auch der Neugeborenen von 1970 bis 1985 sank und danach beide Werte etwa konstant blieben, zeigte sich im Großraum Berlin ein Anstieg außerklinischer Geburten zwischen 1990 und 2000. Erstaunlicherweise wuchs die Storchenpopulation im gleichen Verhältnis wie die Berliner Hausgeburten. Der logische Schluss: „Brandenburger Störche bringen die Babys in die Stadt."

Es bleibt immer kritisch zu prüfen, ob eine kausale Interpretation wirklich angemessen ist. Das erhöhte Allergierisiko der Kinder kann auch auf Modelllernen, soziales Lernen und die emotionale Bindung zurückgeführt werden. Gesunde und robuste Eltern gehen anders mit ihren Kindern um und vermitteln als Vorbilder andere Grundhaltungen und Werte als leidende oder übervorsichtige Eltern. Kinder lernen, was die Eltern ihnen vorleben!
Dies gilt auch für die sogenannten Bauernhofstudi-

---

[43] Siehe etwa Klimek (1998), Heppt (1998)

en. Sie scheinen zu belegen, dass durch Schmutz ausreichend trainierte Immunsysteme robuster und damit weniger für Allergien anfällig sind. Nun sind zwar Kinder, die frühzeitig mit möglichen Allergenen in Kontakt kommen, weniger anfällig für Krankheiten und Allergien. Ungeklärt bleibt aber, ob das wirklich allein auf ein Training des Immunsystems zurückzuführen ist.

Die psychosoziale Disposition: Hilfloses Agieren in einem bedrohlichen Szenario

Eine psychosoziale Disposition halten wir als risikoreiche Vorbedingung für sehr bedeutsam.

Erlebt man Situationen als ausweglos und bedrohlich und sich selbst als hilflos und ausgeliefert, so besteht eine „allergiefreundliche" Disposition[44].

- Die emotionale Komponente Hilflosigkeit, Stress und Angst

  Sie erhöht die Wahrscheinlichkeit, eine Sensibilisierung zu entwickeln. Es zeigt sich, dass bei Kampf-Flucht-Mustern mit Angst, evtl. auch mit Wut, sinnvollerweise auch die unspezifische Abwehr hochgefahren wird um in Risikosituationen besser auf Verletzungen reagieren zu können. Damit wird aber auch eine Sensibilisierung gegenüber zufällig vorhandenen Antigenen, z. B. Pollen oder Katzenhaaren, die irrtümlicherweise vom Immunsystem als Risiko betrachtet werden, wahrscheinlicher.

- Psychische Komponente „Schutz und Vermeidung"

  Verfügt jemand über sehr sensible Suchstrategien für innere und äußere Gefahren und ggf. auch über ungünstige Überzeugungen, Umweltrisiken und den Organismus betreffend, so erhöht sich die Chance einer ungünstigen Entwicklung einer Allergie, denn diese (ggf. nur) unbewusste „Schutzstrategie" kann sich später bei ersten allergischen Symptomen auf diese Symptome und Allergene ausrichten und zu einer Ausweitung des Bedrohungsszenarios und der Allergie führen.

- Soziale Komponenten der Disposition

  Reale äußere Bedrohungen erhöhen genauso wie Vorbilder für Hilflosigkeit die Wahrscheinlichkeit von Stress und Angst. Kommen dazu noch Vorbilder, die unter Allergien leiden, so wird es noch wahrscheinlicher, allergische Reaktionen zu erlernen und ggf. auch deren Sichtweise der Allergie und deren Umgang damit zu übernehmen.

Die psychosoziale Disposition und die Ausformung allergischer Symptome

Vermutlich kennen auch Sie Menschen mit Allergien,
- die besonders feinfühlig reagieren,
- deren allergischen Symptome im Zusammenhang mit sozialen Problemen zu stehen scheinen,

---

[44] Antonovsky A. (1997)

- die besonders ängstlich sind,
- die sich möglicherweise sogar aufgrund von Farbausdünstungen und Schadstoffen weigern, länger in einem Raum, etwa der ärztlichen Praxis, zu verweilen,
- denen es schwer fällt, zwischen „allergischen Reaktionen" und etwa einer zufällig verstopften Nase etc. zu unterscheiden,
- die trotz psychischer Stärke und guter Medikation immer wieder allergisch reagieren,
- die trotz Sensibilisierung die eine oder andere Saison erstaunlich gut überstanden haben (vielleicht, weil sie frisch verliebt waren?).

Wichtige individuelle Faktoren können beispielsweise sein:
- Eine sehr sensible Selbst- und Umweltwahrnehmung,
- Probleme, die sich mit Allergien leichter bewältigen lassen,
- Ängstlichkeit und Unsicherheit,
- (dazu passende) ungünstige Überzeugungen über Umweltrisiken,
- ein rigides Festhalten an alten Verhaltensmustern und Überzeugungen,
- die spezifische Erwartungshaltung:
  o Entweder die Orientierung auf Allergene und Symptome oder aber
  o die Orientierung auf positive Erfahrungen und die Fähigkeiten des Organismus mit Allergenen (eigentlich harmlosen Stoffen) angemessen umgehen zu können.

Kommen sensible, vorsichtige Menschen, die zu starken emotionalen Reaktionen neigen, unter Stress und hohen Druck, so begünstigt dies das Entstehen und Ausformen allergischer Reaktionen. Dies erscheint uns als ein wichtiger Dispositionsfaktor. Allergien sind demnach mitbedingt durch ungelöste Konflikte und Ängste des betroffenen Menschen.

Angriffspunkte für emotionale und psychische Einflüsse:
Die Sensibilisierung und die T-Helferzellen
Einen Angriffspunkt, über den Emotionen Immunreaktionen beeinflussen, sehen wir im Zytokinprofil[45], welches die T-Helferzellen zur Differenzierung in Th1- oder Th2- Zellen anregt. Nicht nur überstandene Infektionen sondern auch Emotionen beeinflussen über Neurotransmitter das Zytokinprofil.
So können Emotionen eine allergische Reaktion begünstigen, indem sie die T-Helferzellen zur Entwicklung von Th2- Zellen[46] anregen, während die Entwicklung zu Th1-Zellen und damit eine normale Entzündungsreaktion als gesunde Immunantwort erlebt wird.

---

[45] Zänker (1991) Luger (1996, 1998)
[46] Lund (1994) Zacchariae (2001), Witt (2003)

Dies verdeutlicht die folgende Graphik (Witt 2003)[47] :

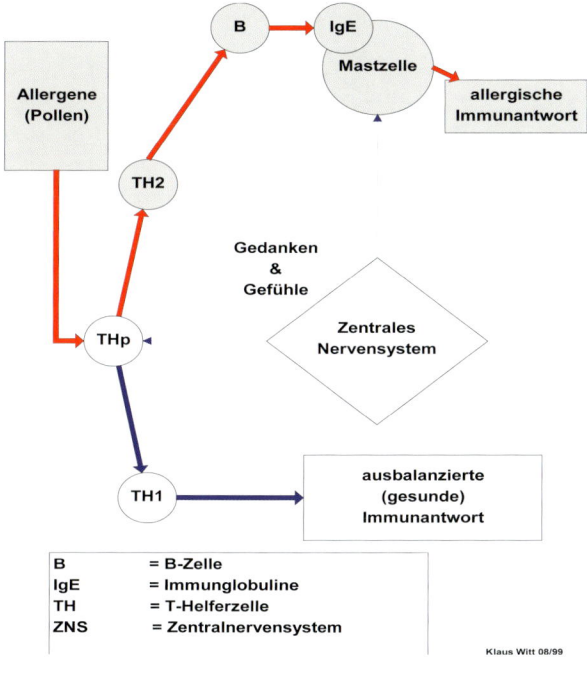

B	= B-Zelle
IgE	= Immunglobuline
TH	= T-Helferzelle
ZNS	= Zentralnervensystem

Klaus Witt 08/99

Weitere Angriffspunkte:

- Die Reagibilität der Mastzellen: Es scheint, dass psychisch beeinflusst werden kann, wie leicht die Mastzellen auf die Immunglobuline reagieren. Dies zeigt sich auch im Histaminäquivalent.
- Vermutlich werden auch die T-regulatorischen Zellen (T-REG), die allergische und autoaggressive Immunreaktionen verhindern sollten, durch Stress und negative Stimmungen störend beeinflusst.

„Giftige" Nebenwirkungen der Allergenvermeidung

Die klassische Schulmedizin empfiehlt, wie beschrieben, die Allergenkarenz als „wirksamstes therapeutisches Mittel", wie „Fenster schließen und im Haus aufhalten". So lösen eine geringere Allergenkonzentration und kürzere Kontakte auch weniger allergische Symptome aus.

Da aber die Patienten vermutlich doch einmal das Haus verlassen müssen, führt diese Vermeidungsstrategie[48] langfristig zu Hilflosigkeit und einem Gefühl von Ausgeliefertsein, vielleicht auch von Resignation.

Möglicherweise wird die Angst sogar ein stärkerer Auslöser für eine allergische Immunantwort als die Allergenkonzentration. Eine Karenz ist nur zu empfehlen, wenn sie wirklich umsetzbar ist. Anderenfalls lernen die Patienten lediglich, ihrer Krankheit hilflos ausgeliefert zu sein. Und dies kann dann zur Th2- Differenzierung beitragen und damit die allergische Reaktion verstärken[49].

Allergische Reaktionen können klassisch konditioniert ausgelöst werden (Feedforward)

Ist eine Sensibilisierung einmal vorhanden, so kann sie nach einiger Zeit schon im Vorfeld eines Kontaktes zu einem Allergen allergische Reaktionen auslösen, beispielsweise schon auf den Anblick von blühenden Haseln hin. Bei einer realen äußeren Infektionsgefahr wäre dies sinnvoll.

Diese Form des Wahrnehmungslernens entspricht dem Modell des klassischen Konditionierens, wie es Pawlow beschrieben hat. Treten ein physiologisch

---

[47] Heute würden wir präziser (statt von „Allergenen") von „Antigenen" sprechen, von „Imaginationen und Emotionen", die die Immunantwort beeinflussen und von einer „Entzündungsreaktion, einer angemessen starken Immunantwort" (statt von einer „ausbalanzierten (gesunden) Immunantwort"). [48] Costa-Pinto F.A. (2012), [49] Marshall (1994-1999) Djuric (1995) Blennerhassett (1994)

wirksamer Reiz (etwa ein Allergen) und ein Merkmal (etwa der Anblick einer Blumenwiese) mehrmals zusammen auf, so kann schließlich schon dieses Merkmal allein entsprechenden Hirnareale aktivieren und somit zu der entsprechenden physiologischen Reaktion führen[50]. Solche Lernprozesse spielen später auch für die Sensibilisierung auf weitere Allergene eine wichtige Rolle.

Chronifizierung durch Krankheitsgewinne

In Bezug auf Asthma erscheint in zwei von drei klinischen Asthmadefinitionen ein Wirkfaktor, der durch den Begriff „spontan" erklärt wird. So ist kein monokausaler Zusammenhang zwischen der Allergenexposition und der Reaktion abzuleiten, wir interpretieren dies als den Einfluss psychischer und sozialer Faktoren. Gerade Asthma eignet sich hervorragend als Druckmittel in der Familie[51].

Benötigt ein Mensch körperliche Symptome um Bedürfnisse zu befriedigen (wie etwa einen Asthmaanfall oder eine Ohnmacht um sich durchzusetzen), so stehen psychologische bzw. soziale Faktoren einer erfolgreichen somatischen Behandlung entgegen. Eine Behandlung dieser Faktoren ist dann unbedingt notwendig um zu erreichen, dass die Bedürfnisse auf eine andere Art befriedigt werden können. Wird der psychosoziale Hintergrund nicht behandelt, so führt dies fast zwangsläufig dazu, dass die körperlichen Symptome chronisch werden[52].

Vieles spricht also dafür, dass allergische Reaktionen immer auch psychisch mitbedingt sind.

Die Umwelt („Exposition") spielt ebenso eine Rolle wie die genetische und epigenetische Ausstattung („Konstitution") und die Gedanken und Emotionen („Disposition"). Letztere beeinflussen auch die Reaktion der Betroffenen auf die erlebten allergischen Reaktionen und damit deren weitere Entwicklung stark[53].

Zusammenfassung der psychoneuroimmunologischen Sicht

Folgende Bedingungen erhöhen das Risiko einer Allergie:

Die Exposition: Der Kontakt mit Antigenen ist eine notwendige Voraussetzung

Die Konstitution: Z. B. die atopische Konstitution (eine nicht notwendige Voraussetzung)

Die psychosoziale Disposition: Hilfloses Agieren in einem bedrohlichen Szenario

- Die emotionale Komponente: Hilflosigkeit, Stress und Angst
- Die psychische Komponente: Eine (ggf. nur) unbewusste „Schutzstrategie"
- Soziale Komponenten der Disposition: Reale äußere Bedrohungen, Vorbilder für Hilflosigkeit, Vorbilder für Allergien

Eine Allergie entsteht und wird ausgeformt:

1. Schritt: Die Sensibilisierung
Notwendig für eine Sensibilisierung ist der Kontakt mit Pollen oder anderen Stoffen, auf die das Im-

---

[50] Buske-Kirschbaum (1992-2001), Exton (2000), Kirschbaum (1992), Russell (1984)
[51] Anbar R. D., Sachdeva S. (2011), [52] Gieler U.(2001), Schneider (2001), [53] Gieler U. (2001), Witt K. (1999 u. 2008)

munsystem unangemessen reagiert. Stress, Angst und Hilflosigkeit erhöhen die Reagibilität des Immunsystems und damit die Wahrscheinlichkeit einer Sensibilisierung.

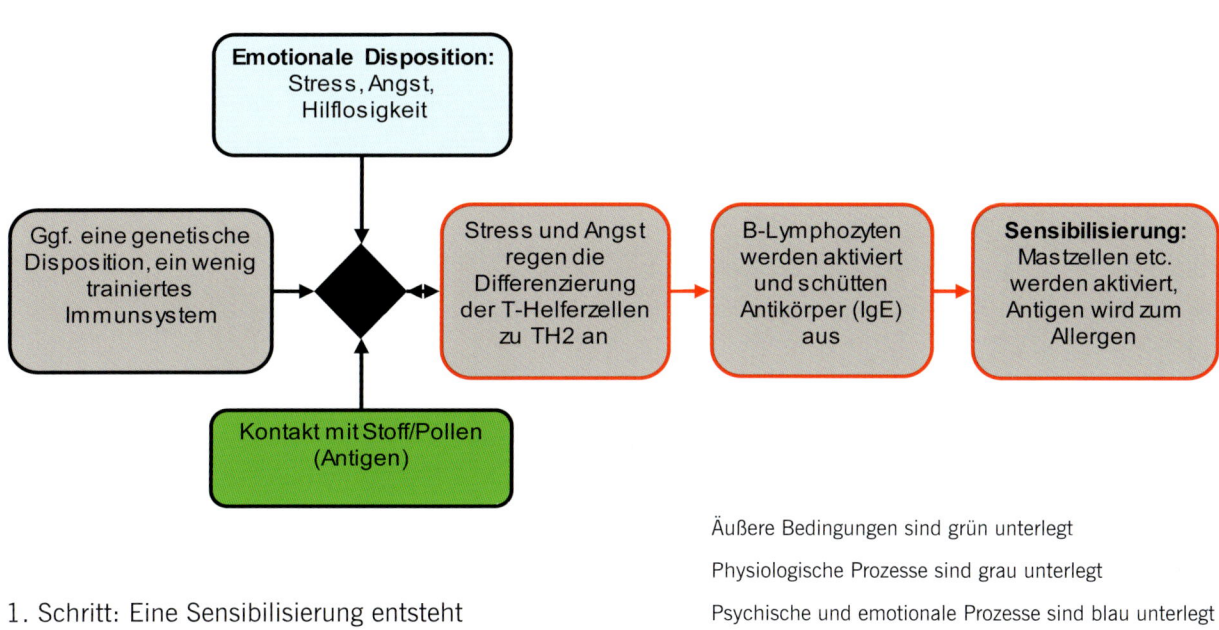

Emotionale Disposition:
Stress, Angst, Hilflosigkeit

Ggf. eine genetische Disposition, ein wenig trainiertes Immunsystem

Stress und Angst regen die Differenzierung der T-Helferzellen zu TH2 an

B-Lymphozyten werden aktiviert und schütten Antikörper (IgE) aus

Sensibilisierung: Mastzellen etc. werden aktiviert, Antigen wird zum Allergen

Kontakt mit Stoff/Pollen (Antigen)

Äußere Bedingungen sind grün unterlegt

Physiologische Prozesse sind grau unterlegt

1. Schritt: Eine Sensibilisierung entsteht

Psychische und emotionale Prozesse sind blau unterlegt

2. Schritt: Erste allergische Reaktionen
Nach der Sensibilisierung können nun erste allergische Reaktionen auftreten.

3. Schritt: Ein subjektives Allergiemodell, eine „Schutz- und Vermeidungsstrategie" und sekundäre Allergensignale entstehen
Menschen denken über diese neuen Reaktionen nach und damit beginnt sich ein differenziertes subjektives Allergiemodell zu entwickeln (mit Elementen wie „Allergene sind unsichtbar, aber gefährlich"). Verfügen Eltern oder Bezugspersonen über solche Überzeugungen oder übernehmen entsprechende Werbebotschaften als "Wahrheiten", kann das subjektive Allergiemodell schon im Vorfeld entstehen und einen wichtigen Beitrag zur Sensibilisierung leisten. Bei Kindern mag es die Haltung der Eltern sein, die suggestiv beeinflusst, was Kinder als Wahrheit annehmen. Bei Erwachsenen sind es die Erwartungen, die auch durch bedachte und un-

bedachte Äußerungen des aufgesuchten Experten/ Arztes entstehen[54].

Kommt nun zu den allergischen Symptomen noch ein starker Wunsch Gefahren zu vermeiden, so kann sich eine (ggf. nur) unbewusste „Schutz- und Vermeidungsstrategie" etablieren, die sich auf allergische Symptome und Allergene ausrichtet. („Allergene sind gefährlich, ich muss risikoreiche Situationen früh erkennen und den Kontakt vermeiden!").

Und kurzfristig ist so eine Strategie auch erfolgreich: Werden Allergene vermieden, bleiben auch die Symptome aus. So wird Vermeidungsverhalten belohnt und ggf. ausgeweitet.

Um sich vor den „gefährlichen" Pollen noch besser zu schützen, werden Merkmale der Situation, in der allergische Reaktionen auftraten, gesucht, gefunden und abgespeichert. Die Immunantwort wird auf diese Merkmale konditioniert. Diese werden damit zu „sekundären Allergensignalen". Sowohl äußere Wahrnehmungen, wie etwa der Anblick von Birken, als auch innere Wahrnehmungen, wie innere Bilder (Imaginationen), Emotionen (Ängste…) oder Körperempfindungen können so zu sekundären Allergensignalen werden. Diese Merkmale (nicht erst der Kontakt zu Pollen) können dann allein die allergische Reaktion sozusagen „präventiv" auslösen (Feedforward)[55]. Die an sich sinnvolle Reaktion des Immunsystems, sich schon präventiv auf ein Risiko vorzubereiten, schießt weit über das Ziel hinaus, wenn sie, so konditioniert, im Vorfeld eines Kontaktes mit harmlosen Pollen auftritt. Es ist eine vom

Organismus erlernte übertriebene Vorsichtsmaßnahme.

Definition:
Sekundäre Allergensignale sind Merkmale, die zusammen mit Allergenen auftraten und auf die die Immunreaktion klassisch konditioniert wurde. Sie können dann auch ohne Allergenkontakte die allergische Reaktion auslösen.

Das Diagramm fasst dies noch einmal zusammen:

---

[54] Rosenkranz M.A. (2012), [55] Zweifellos gibt es somit auch keinen engen Zusammenhang zwischen der Stärke des Pollenflugs und der allergischen Reaktion, auch auf geringen Pollenflug kann eine starke Reaktion folgen, oder umgekehrt. Vermutlich lässt sich eher ein Zusammenhang zu starken Emotionen nachweisen.

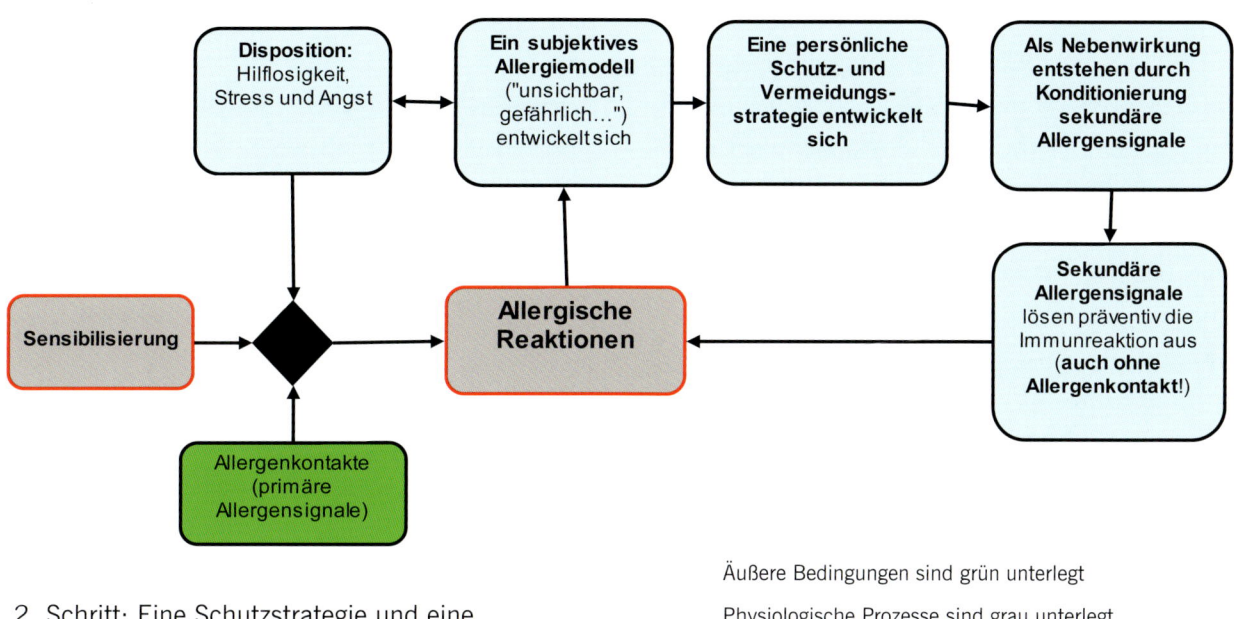

2. Schritt: Eine Schutzstrategie und eine
   Konditionierung allergischer Reaktionen

Äußere Bedingungen sind grün unterlegt

Physiologische Prozesse sind grau unterlegt

Psychische und emotionale Prozesse sind blau unterlegt

Über das Allergiemodell, die Schutz- und Vermeidungsstrategie und die sekundären Allergensignale ist ein Kreisprozess entstanden, der darüber
bestimmt, wie sich die allergische Reaktion weiter
entwickelt.

Je nachdem, welche Bedrohungsszenarien durch
Allergene sich jemand ausmalt, teilt er dem Immunsystem damit auch mit, wann es die allergische Reaktion auslösen soll. Die „Schutzstrategie"
kann so zur Nebenwirkung führen, dass allergische
Reaktionen immer öfter und stärker auftreten und
es noch wichtiger wird, Allergene zu vermeiden. Der

Versuch, sich vor Allergenen zu schützen, kann so
das Problem erst richtig entstehen lassen.

Eine mögliche Entwicklung: Ein Teufelskreis
Lassen Sie uns so einen Teufelskreis kurz skizzieren:
Wenn ich allergische Reaktionen erlebe, kann dies
meine persönliche Vorstellung von einer Allergie
(mein subjektives Allergiemodell) so verändern,
dass die wahrgenommene Bedrohung größer wird.
Versuche ich Allergene weiträumig zu vermeiden
(meine Schutz- und Vermeidungsstrategie), produ-
ziere ich sorgend und planend voll innerer Unru-

he Imaginationen (innere Bilder) von bedrohlichen Situationen. So können als Nebenwirkung immer mehr und allgemeinere Merkmale der Umwelt und des eigenen Erlebens zu sekundären Allergensignalen werden. Damit beginne ich, immer mehr Situationen als bedrohlich einzuschätzen, was wiederum in mir verstärkt Ängste und entsprechende Imaginationen auslöst. So werden allergische Reaktionen stärker, die Erwartungen bedrohlicher und die sekundären Allergensignale mehr.

Und mit jedem Durchlauf des Teufelskreises kann sich dieser Prozess verstärken und sich auch auf weitere Organsysteme (Asthma) und andere Antigene ausweiten.

Etwaige psychische und soziale (Krankheits-)Gewinne können diesen Prozess noch weiter anheizen:

- Lernen am Erfolg

  Durch die Weise, wie die Umgebung, etwa die Familie, reagiert, werden die allergischen Reaktionen weiter ausgeformt, ggf. ausgeweitet oder gehen in allergisches Asthma über. Denn mit Asthma hat beispielsweise ein Kind ein hochwirksames Mittel in der Hand, seine Umgebung zu beeinflussen.

- Abnahme negativer Stimmungen: Die bei Allergien auftretenden Symptome Müdigkeit und mangelnde Konzentrationsfähigkeit behindern komplexe Denkprozesse, wie etwa „Sich sorgen". Damit entfallen auch unangenehme emotionalen Folgen (Sorgen...). Dies kann ebenfalls verstärkend wirken.

Zusammengefasst: Das psychoneuroimmunologische Modell einer Allergie

Dieses Modell kann sowohl vielfältige Entwicklungen als auch den Einfluss psychischer Interventionen erklären. Vor dem Hintergrund der persönlichen psychosozialen Disposition und ggf. anfallender (Krankheits-)Gewinne und Verluste sind folgende Faktoren und der von ihnen aufgespannte Kreisprozess von zentraler Bedeutung:

1. Die Kontakte zu Allergenen
2. Die erlebten allergischen Reaktionen
3. Das subjektive Verständnis von einer Allergie und ggf. die Ängste davor
4. Die sich entwickelnde persönliche Schutz- und Vermeidungsstrategie („Allergenvermeidung")
5. Die Entwicklung der sekundären Allergensignale

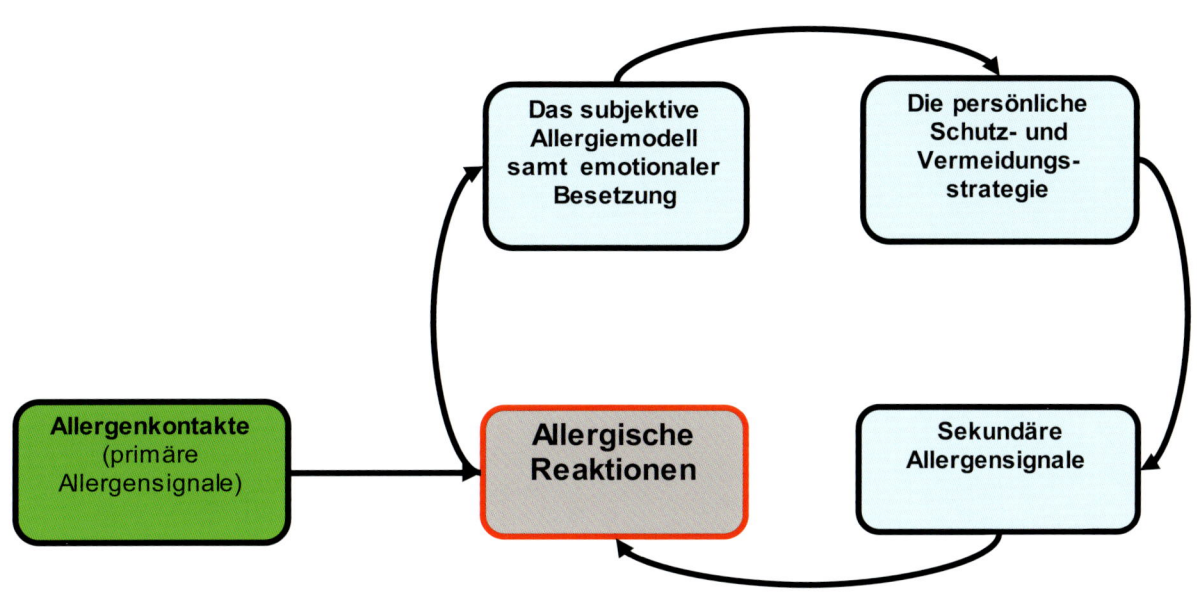

Der Kreisprozess bestimmt den Verlauf

Der Kreisprozess hat viele Möglichkeiten, sich weiter zu entwickeln und damit allergische Reaktionen auszuformen: Er kann seine Auswirkung beibehalten, die allergischen Reaktionen abbauen (spontan oder mit einer Behandlung) oder sich zum Teufelskreis entwickeln, der auch zu extremen Zuständen führen kann.

Doch hat das skizzierte Modell auch praktische Konsequenzen? Welche präventiven und therapeutischen Maßnahmen lassen sich aus dieser Analyse ableiten, um Allergien zu vermeiden oder jenseits einer Symptomtherapie nachhaltig zu behandeln?

Prävention: Ziele und Interventionen in Schlagworten

Die beste Primärprävention gegenüber Allergien (die nicht gleich bei der Geburt auftreten) ist eine effektive Gesundheitsförderung im Rahmen der Erziehung. Gesundheitsressourcen wie Stressresistenz, Selbstsicherheit, eine positive Einstellung zur Umwelt und ein niedriger Angstpegel erhöhen die Chance, dass Heranwachsende trotz des Vorbilds allergisch reagierender Bezugspersonen und trotz des suggestiven Einflusses von Pharmawerbung und Pollenvorhersage nicht zwangsläufig selbst allergische Reaktionen erlernen. Hilfreich ist es auch, wenn Eltern ihren Kindern einen angemessenen Umweltkontakt ermöglichen und nicht den Kontakt des Kindes zu Keimen möglichst unterbinden wollen[56].

Verfügt ein Mensch noch dazu über ein Verhaltensrepertoire, um mit Anforderungen sinnvoll umzugehen und aus Zeiten der Über- oder Unterforderung zügig herauszukommen, und ermöglicht seine Lebenssituation auch angemessene Phasen von Lebendigkeit und von Ruhe, so hat er gute Chancen, ohne Allergie zu bleiben.

Leider ist dieses Idealbild von der Realität ebenso weit weg wie die Gesundheitsdefinition der WHO („Gesundheit ist ein Zustand vollkommenen körperlichen, geistigen und sozialen Wohlbefindens...“). So ist auch weiterhin mit hohen Raten an Allergien zu rechnen.

Primärpräventive Ziele in Schlagworten:
- Ressourcenaufbau, damit psychische/soziale Gewinne überflüssig werden
- Psychosoziale Disposition verringern (insbesondere Stressreaktionen und Stimmung optimieren, Kompetenz statt Hilflosigkeit, Emotionsmanagement)
- Wahrnehmungs- und Denkgewohnheiten erweitern (Umweltkonzept, Problemorientierung/Lösungsorientierung, negative Selbstsuggestionen korrigieren, etc.)

Direkt auf Allergien gerichtete Interventionen:
- Angemessene Hygiene (d. h. im Alltag beispielsweise: Händewaschen, aber keine Desinfektion), angemessener, freundlicher Kontakt zu Haustieren
- Angemessene emotionale Reaktionen auf Umweltbedingungen (statt Bedrohung, Pollenängste...)
- Modelllernen bei Gesunden, statt bei (elterlichen...) Modellen für allergische Reaktionen
- Vermittlung eines angemessenen Allergiemodells, das den Widerstand gegen suggestive Botschaften aus der Werbung und von Fachleuten erhöht
- Statt Vermeidungsstrategien angemessene Schutz- und Bewältigungsstrategien entwickeln und auf reale Risiken beschränken

Aus dem Modell abgeleitete Behandlungsmethoden

Im Kern geht es darum, dass durch die Behandlung Allergene neutralisiert werden und möglichst gar keine allergischen Reaktionen mehr auslösen. Um Rückfälle zu vermeiden reicht es jedoch nicht, sich darauf zu beschränken. Ein stabiler Therapieerfolg erfordert es, auch Bedingungen zu verändern, die eine allergische Reaktion überhaupt erst entstehen ließen und sie aufrecht erhielten.

So geht es auch darum, die psychosoziale Disposition zu entschärfen, die persönliche Wahrnehmung der Allergie und die Schutz- und Vermeidungsstrate-

---

[56] Leider setzen manche Eltern Hygienemaßnahmen sogar in einem Umfang ein, dass sie Haut oder Schleimhaut schädigen und damit den Schutz vor dem Eindringen von Antigenen verringern.

gie zu verändern und neben den primären Allergen-signalen, eben den Merkmalen des Allergens, auch die sekundären, gelernten Allergensignale wieder zu neutralen Merkmalen zu entwickeln.

Der Effekt lässt sich noch absichern, indem auch Krankheitsgewinne und soziale Überforderungen aufgelöst werden. Zudem können Betroffene alter-native und gewünschte Reaktionen („Hin-zu"-Stra-tegie!) trainieren und selbstbestimmte Lebensziele fokussieren.

Die umfassende Behandlungsstrategie:

1. Die psychosoziale Disposition wird entschärft
- Allergieferne Zustände wie tiefe Entspannung, positive Emotionen und die entsprechenden kör-perlichen Empfindungen erleben lassen,
- Überzeugungen entmachten, die Veränderungen blockieren würden
- Neue Ressourcen zu vermitteln und bei der Lö-sung innerer und äußerer Konflikte zu helfen, sind wichtige zusätzliche Interventionen, die Angst und Stress verringern und das Ergeb-nis absichern. Damit werden mentale und sozi-ale Krankheitsgewinne überflüssig, die zur Aus-formung beigetragen haben.
- Angemessenen emotionale Reaktionen auf Um-weltbedingungen (statt Bedrohung, Pollenängs-te…) erleben lassen
- Ungünstige Wahrnehmungs- und Denkgewohn-heiten korrigieren (Umweltkonzept, Lösungs-statt Problemorientierung, Selbstwert und

Selbstkompetenz statt negativer Selbstsugges-tionen…)

Exkurs: Ungünstige Wahrnehmungs- und Denkprozesse modi-fizieren:

Die folgende Aufforderung führt Sie, falls Sie Sorgen wegen allergischer Reaktionen haben, sehr schnell dorthin, wo Sie gar nicht hin wollen, nämlich mitten in das Problem: „Bitte den-ken Sie jetzt nicht an vergrößerte Bilder von Hausstaubmilben und Pollen, sondern lieber gleich an einen fröhlich erlebten und beschwingten Urlaubstag!" Vermutlich haben Sie sich kurz die Milben und Pollen vorgestellt, bevor Sie der zweiten Aufforderung nachkamen.

Auch gut gemeinte aber unsinnige therapeutische Ratschläge wie: „Du sollst nicht kratzen, rauchen, in Kontakt mit Aller-genen kommen usw." richten im ersten Moment die Aufmerk-samkeit auf das nicht Gewollte. Sie führen somit direkt in das Problem. Bei Kindern mit Neurodermitis wird man mit dem Ratschlag „Nicht kratzen!" fast immer das unerwünschte Krat-zen erreichen. Eine solche Aufforderung ist daher nicht nur wir-kungslos, sondern kann sogar das Gegenteil bewirken. Ist ein Mensch einmal im Problembewusstsein, wird es schwieriger eine Alternative (zum Kratzen) zu finden. Und eine Alternative muss erst gefunden werden, bevor man ihr nachgehen kann.

Viel günstiger ist es, das Kind an eine positive Hauterfahrung zu erinnern, beispielsweise „Zuckersand" auf der Haut zu spü-ren bzw. das Gefühl von Sonne, Wärme und Sand, der langsam über die Haut rieselt oder eine Erinnerung daran zu wecken, wie es ist barfuß durch das Gras zu laufen, gestreichelt oder gekitzelt zu werden oder Brausepulver im Mund zergehen zu lassen etc.. Oder es noch weiter weg von seinem Juckreiz eine tolle visuelle oder akustische Erinnerung erleben zu lassen.

Psychologisch hilfreich sind folglich eine klare und direkte Handlungsanweisung (statt einer Negation) und die Orientierung an einer physiologisch gewünschten Reaktion (statt an einer pathologisch unerwünschten). Verfügt der Mensch über Erfahrungen, in denen er bewusst oder unbewusst im Kontakt mit Allergenen die gewünschte gesunde Reaktion zeigte, so gilt es, diese physiologischen Mechanismen als eine neue Strategie zu trainieren, künftig Wahrnehmung zu verarbeiten. Das Hildesheimer Gesundheitstraining ist ein Weg, auf diese Mechanismen aufmerksam zu machen und positiven Einfluss zu nehmen.

2. Den primären und sekundären Allergensignalen wird die Bedeutung als Auslösereize genommen

Ziel der Therapie ist es, angemessene Immunreaktionen auch dann beizubehalten, wenn (bewusst oder unbewusst wahrgenommene) Allergensignale vorhanden sind.

Dazu kann es notwendig sein, sowohl unbewusste Allergensignale als auch angemessene Immunreaktionen bewusst werden zu lassen. Dies gelingt den Betroffenen, wenn sie sich – unterstützt etwa durch hartnäckiges Nachfragen – intensiv an entsprechende Situationen erinnern.

Die entscheidende Intervention[57] hat folgende Merkmale:

1. Sie führt den Betroffenen in einem guten Zustand (ohne allergische Reaktion).

2. Sie gestattet es dem Betroffenen, sich die Allergensignale intensiv vorzustellen, während er in diesem guten Zustand verbleibt.

3. Der Betroffene verändert seine innere Vorstellung (Imagination) dieser Merkmale so lange, bis sie eine „gesunde" Immunreaktion auslösen, die dem guten Zustand angemessen sind[58].

Auf diese Weise erhalten die Signale eine neue Bedeutung. Ähnlich einer Impfung oder der erfolgreichen Behandlung durch eine Hyposensibilisierung greift diese Intervention in physiologische Prozesse ein. So entsteht ein neuer „Feedforward-Effekt" – und zwar wird diesmal eine angemessene Immunreaktion „präventiv" ausgelöst. Die allergische Reaktion hingegen schwächt sich bis zur Wirkungslosigkeit ab oder löst sich völlig auf, während die angemessene Immunreaktion an ihre Stelle tritt. Das Immunsystem reagiert dann nicht mehr allergisch, sogar dann nicht, wenn nach wie vor eine IgE-Sensibilisierung vorliegen sollte. Dies alles kann sehr schnell geschehen oder einige Zeit dauern, in jedem Fall aber sehr viel schneller als bei einer Hyposensibilisierung.

Lerntheoretisch könnte man das Wiedererlernen einer gesunden Reaktion so beschreiben: Die Allergie ist durch eine klassische Konditionierung entstanden. Ein bis dahin neutraler Reiz (zuerst die Pollen, später ggf. auch ein sekundäres Allergensignal) wurde mit der allergischen Immunantwort gekoppelt und löste sie dann zuverlässig aus. Die

---

[57] Sollten die allergischen Symptome bedrohlich sein, so achten Sie bitte in der Therapie darauf, dass ggf. medizinische Hilfe vorhanden ist. Denn auch mental lassen sich allergische Reaktionen auslösen. [58] Im 6. Kapitel finden Sie unter „Psychische Impfung" eine Form, wie dieser Prozess unter Verwendung von Submodalitäten elegant ablaufen kann.

Intervention zielt nun darauf, den gleichen Reiz mit einer anderen, nämlich der erwünschten Reaktion des Immunsystems zu koppeln und so die bisherige Koppelung durch diese neue Verknüpfung zu ersetzen. Ist diese neue Konditionierung erfolgreich, entwickelt sich eine Toleranz des Immunsystems gegenüber dem Allergen. Die allergische Reaktion wird abgeschwächt und schließlich aufgelöst, an ihre Stelle tritt wieder die angemessene Immunreaktion.

3. Dem Bewusstsein wird statt des angstbesetzten Allergiemodells ein angemessenes Gesundheitsmodell vermittelt

Bei schnellen oder unerwarteten Veränderungen kann es einige Zeit dauern, bis auch die kognitiven Vorstellungen dem aktuellen Stand entsprechen. Das kann man dem Betroffenen mit nachvollziehbaren Informationen über die erlebte Veränderung und deren psychoneuroimmunologischen Hintergrund erleichtern. So kann es für ihn einfacher werden, in neuer gelassener Weise über Allergien und Gesundheit nachzudenken und auch sein Verhalten dem neuen Zustand anzupassen. Schließlich werden die Schutz- und Vermeidungsstrategien gegenüber Allergenen mit der Auflösung der allergischen Reaktion überflüssig.

4. Die Schutzstrategie wird zu einem auf reale Risiken beschränkten Schutz entwickelt

5. Die Fähigkeit wird vermittelt, selbstständig allergische Symptome aufzulösen

Die Behandlung sollte sinnvollerweise so gestaltet werden, dass der Patient später selbstständig allergische Symptome „löschen" und gesunde Reaktionen geschehen lassen kann. Dies gibt ihm Sicherheit sowie mehr Vertrauen in die eigenen Fähigkeiten (Selbstwirksamkeitserleben) und es schützt vor Rückfällen und neuen Allergien.

Die Behandlung zusammengefasst:

Folgende Arbeit am persönlichen Hintergrund:
* Ressourcenaufbau, damit psychische und soziale Gewinne überflüssig werden
* Psychosoziale Disposition entschärfen (insbesondere Stressreaktionen und Stimmung optimieren, Kompetenz statt Hilflosigkeit)

Und die direkt auf die Allergie gerichteten Interventionen im folgenden Diagramm:

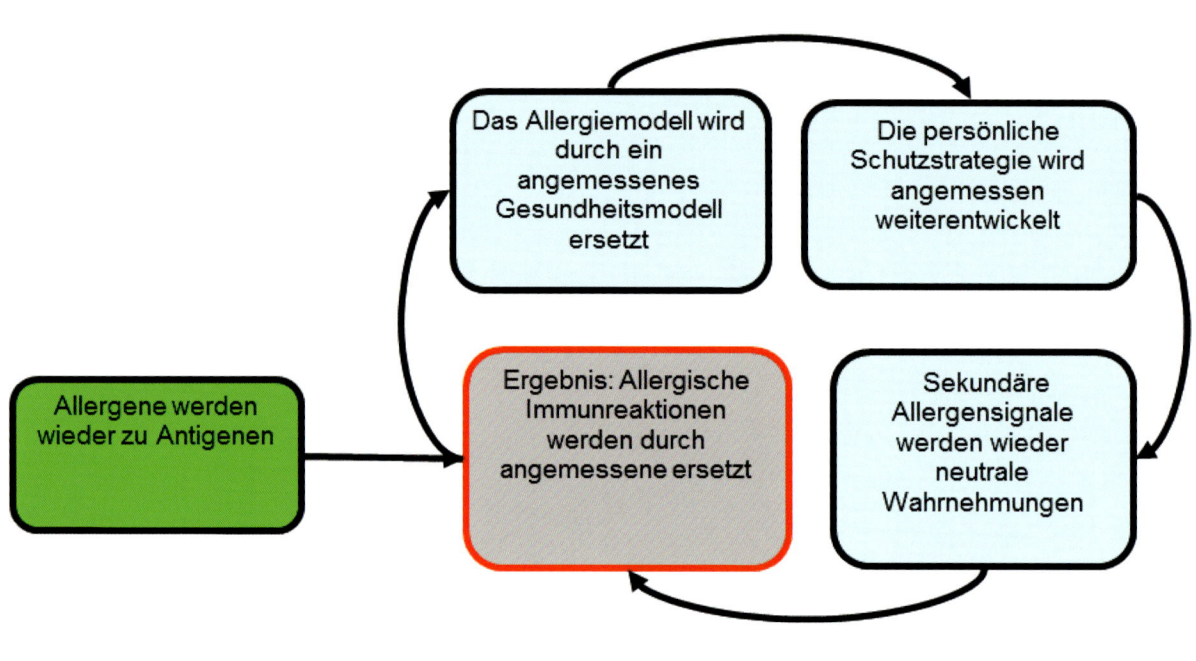

Lassen sich Fragen, auf die das klassische Modell keine Antworten lieferte, jetzt im Lichte des PNI-Modells beantworten?

- Weshalb bleibt eine allergische Reaktion trotz vorhandener Sensibilisierung bei manchen Menschen aus oder geht zurück?
- Welche zusätzlichen Faktoren (ggf. auch psychosoziale) könnten dafür verantwortlich sein?
- Wieso lassen sich allergische Reaktionen im Experiment und im Alltag auch ohne anwesende Allergene auslösen?
- Wieso lassen sich Allergien klassisch konditionieren (erlernen)?
- Wie kann man sich erklären, dass anscheinend Emotionen, Erwartungen, der Glaube an den Erfolg, die Beziehung zum Therapeuten und dessen Glaube an den Erfolg einen Einfluss auf den Erfolg einer Hyposensibilisierung haben?
- Warum funktionieren mentales Gesundheitstraining und Hypnose?

2. Die Therapie der Allergie mit einem mentalen Gruppentraining

2.1 Der Hintergrund[59]

Sichtweisen von Krankheit und Gesundheit

Eine eingeschränkte Sichtweise mit großer Wirkung für die Medizin und den Alltag: Die Krankheitsorientierung oder das „Erregermodell" [60]

Die westliche Medizin konzentriert sich vorwiegend nicht auf Gesundheit, sondern auf Krankheit und auf die Erreger (Viren, Bakterien, Gifte, Verletzungen, Wucherungen körpereigener Zellen, etc.), die eine Krankheit auslösen. Diese Krankheitsursachen werden dann mit Hilfe äußerer Maßnahmen, etwa durch Medikamente oder Operationen, bekämpft.

Diese Orientierung hat die Medizin stark beeinflusst, sie führte zu umfangreicher Forschung und zu erfolgreichen Therapien insbesondere von schweren Infektionen.

Diese Orientierung entspricht auch sehr gut den Geschäftsinteressen der Pharmaindustrie. Passende Forschung, etwa zur Wirkung von Medikamenten, wird von ihr gefördert, und ihre Werbung verankert diese Sichtweise mit hohem finanziellem Aufwand im Alltagsbewusstsein der Menschen.

Diese Sichtweise blendet allerdings Faktoren aus, die bei chronischen Erkrankungen wie Allergien, Autoimmunerkrankungen, Herz-Kreislauf-Erkrankungen oder psychischen Erkrankungen von zentraler Bedeutung sind. So spielen die Erkenntnisse der Psychoneuroimmunologie und die Selbstheilungsprozesse der Patienten eine untergeordnete Rolle. Sie spiegeln sich weder im Bewusstsein medizinischer Fachleute und der medizinischen Forschung noch im Bewusstsein medizinischer Laien angemessen wider.

Die umfassendere Alternative: Das Ressourcenmodell der Gesundheit

Diese Modellvorstellung geht von der Frage aus: Was ist Gesundheit und wie wird sie aufrechterhalten?

Sicher ist Gesundheit nicht einfach durch die Abwesenheit von Krankheit zu bestimmen. Viele Elemente von Erkrankungen, wie das Fieber, zeigen an, dass der Körper über wirkungsvolle Strategien verfügt, um mit einer Gefahr für das Leben fertig zu werden. Fortwährend gleicht er Einflüsse aus, die sein inneres Gleichgewicht stören: physikalische (wie Hitze oder Kälte), chemische (wie Umweltgifte), biologische (etwa Viren) und auch psychische (wie ungünstige emotionale Konditionierungen) sowie soziale Einflüsse (z. B. Lebensbedingungen, die Stressreaktionen hervorrufen).

Gesundheit verstehen wir als eine Bandbreite von positiv bewerteten Zuständen des Organismus. Gesundheitsfördernde Ressourcen werden eingesetzt, um den Zustand des Organismus in dieser Bandbreite zu halten oder sie wieder zu erreichen.

---

[59] Diese Analyse stammt aus: Christ C., Grospietsch G., Josten S., Rachow R., Unterberger G. (2011)
[60] Schmid (2010, S. 262)

Verfügt ein Mensch über die notwendigen Ressourcen um solche Einflüsse auszugleichen und vermag er sie auch zu aktivieren, so bleibt er im Zustand der Gesundheit oder wird nach einer Krankheitsphase wieder gesund. Anderenfalls gewinnen Prozesse die Oberhand, die zu einer andauernden Abweichung von der Gesundheit und damit zu einer chronischen Krankheit oder zum Tod führen.

Eine Behausung schützt beispielsweise vor Hitze, Kälte und Lärm, sauberes Wasser schützt vor Infektionsrisiken, und eine vollwertige Ernährung stabilisiert die Leistungsfähigkeit des Organismus und des Immunsystems. Eine Impfung gibt dem Immunsystem die Chance, sich sehr gut auf eine mögliche Infektion vorzubereiten und sie schnell und spezifisch zu bekämpfen. Verfügt ein Mensch über die psychischen Voraussetzungen, trotz sehr belastender Umstände überwiegend in einem guten emotionalen Zustand zu bleiben, so bleibt sein Immunsystem leistungsfähig und wird nicht etwa durch Stress oder Depression eingeschränkt[61].

Im Normalfall hält das Immunsystem Millionen aktiver Krankheitserreger samt den laufend entstehenden Krebszellen symptomlos in Schach. Im Kontakt mit unbekannten Erregern reagiert es zuerst unspezifisch etwa mit Fieber und Entzündungen, später lernt das Immunsystem, wie auch bei der Impfung, spezifisch und gezielt zu reagieren und erweitert so seine Fähigkeiten. Ist das Immunsystem jedoch etwa durch Raubbau oder Desorganisation geschwächt, so steigt das Risiko für die Gesundheit.

Diese umfassendere Sichtweise von Gesundheit ermöglicht es abzuschätzen, was man dem Selbstheilungsprozess überlassen kann und wo weitere Maßnahmen (wie den Zustand des Organismus stärken, Erreger direkt bekämpfen oder Symptome behandeln) notwendig sind. Erst diese umfassende Sicht macht deutlich, wie psychologische Interventionen kausal zur Gesundung beitragen, indem sie z. B. Hindernisse des Selbstheilungsprozesses beseitigen oder ungünstige Immunreaktionen wieder sinnvoll strukturieren.

Gründe für ein mentales Gesundheitstraining

Insbesondere bei chronisch kranken Patienten reicht es nicht aus, sie nur medizinisch optimal zu versorgen. Gesundung und Lebensqualität hängen auch davon ab, wie die psychische und die soziale „Versorgung" gestaltet sind. Die mentale Verarbeitung von Krankheit und Therapie darf gerade bei schweren chronischen Erkrankungen nicht allein den Patienten aufgebürdet werden. Erfahrungsgemäß löst schon eine – unglücklich übermittelte – Diagnose eine Fülle an negativen Selbstsuggestionen und massiven Stressreaktionen aus. So spricht viel dafür, psychologische und soziale Interventionen in die Therapie zu integrieren[62].

Gesundheitstrainings haben ihren Platz in der Lücke zwischen Psychotherapie auf der einen Seite und psychologischen Hilfen im Patientengespräch auf der anderen. Viele ältere Gesundheitstrainings arbeiten allerdings damit, Menschen zu informie-

---

[61] Antonowsky entwickelte sein Konzept der Salutogenese aus der Beobachtung von Menschen, die im KZ waren und trotzdem keine psychischen und gesundheitlichen Dauerschäden davongetragen haben.
[62] Siehe auch Küchler u. a. (1996)

ren und Krankheiten als abschreckendes Beispiel vorzustellen. Bei komplexeren Problemen greift das nicht mehr. Natürlich ist es wichtig, den Patienten Wissen zur Verfügung zu stellen, aber Informationen allein führen noch lange nicht dazu, dass Menschen ihr Verhalten ändern. Vor allem dann nicht, wenn den notwendigen Veränderungen „automatisierte" Verhaltensprogramme entgegenstehen.

Wer Raucher über die Gefahren des Zigaretten-konsums informiert, wird hören, dass ihnen diese Risiken bekannt sind. Raucher verfügen über auto-matische Strategien, die immer dann, wenn es ans Rauchen geht, Veränderungsimpulse unterdrücken. Die Abschreckung kann sogar ein Teil eines Prozes-ses werden, der zum Rauchen führt („… auf diesen Schreck hin brauche ich jetzt aber dringend eine Zigarette!").

Auch die üblichen Verhaltenstrainings erzielen meist keine nachweisbare Langzeitwirkung.

Gesundheitsförderliches Verhalten einzuüben, gleichviel, ob es sich um maßvolles Essen, um Be-wegung allgemein oder konkrete Übungen in der Rückenschule handelt, gelingt nur in engen Gren-zen. Physiotherapeuten oder Oecotrophologen se-hen dies am sogenannten Drehtüreffekt, wenn die Patienten nach einer „Veränderungskampagne" wie-der zu ihnen in die Sprechstunde kommen.

Erst wenn Verhaltenstrainings ergänzt werden durch mentale Arbeit, winkt als Lohn eine lang-fristig stabile gesundheitliche Verfassung. Sonst bremsen blockierende Überzeugungen, risikoreiche Stimmungen, sekundäre Gewinne etc. eine Verän-

derung und das Risikoverhalten wird nicht durch eine bessere Alternative ersetzt.

Ähnliches gilt auch für Verhaltenstraining im Be-reich der Entspannung: Klassische Verfahren, wie autogenes Training oder progressive Muskelent-spannung, helfen erst dann wirklich, wenn sie mit wirksamen Strategien verbunden sind, die Entspan-nung vom Therapieraum in die Realität mit all ihren Anforderungen und Problemen zu übertragen. Erst im Rahmen mentaler Interventionen werden Ent-spannungsverfahren zur erwarteten Hilfe.

Fazit:

Gesundheitstrainings haben ihre Berechtigung. Al-lerdings sind informierende, abschreckende und auf Verhaltensänderungen beschränkte Formen über-holt und wenig effektiv. Sie sollten durch mentale Trainings ersetzt werden.

Mentale Gesundheitstrainings arbeiten vorrangig mit attraktiven Zielvorstellungen, die leicht und po-sitiv zu neuem Verhalten motivieren. Sie widmen sich gezielt und intensiv den speziellen Fragen, die chronisch Kranke bewegen, und bieten ihnen auch die notwendigen oben skizzierten Angebote. Ziel ist nicht eine umfassende Reorganisation der Persön-lichkeit, sondern eine erreichbare gesundheitlich bedeutsame Veränderung.

Mentales Gesundheitstraining: Begriffsbestimmung

In der Sportpsychologie versteht man unter menta-lem Training die Fertigkeit, eine sportliche Leistung durch die bloße Vorstellung entsprechender Bewegungen zu optimieren[63]. Es dient dazu, Verhaltensabläufe zu optimieren und zu automatisieren. Wichtigstes Mittel ist dabei die Imagination, die sinnlich konkrete Vorstellung des Bewegungsablaufes.

Verhaltensweisen laufen elegant und ökonomisch ab, wenn auch die Stimmung, die Motivation, das Anspannungsniveau und die Muskeltonusverteilung dazu passen. Und wenn keine unpassenden Vorstellungen (etwa an einen Sturz) oder Selbstgespräche den optimalen Prozess stören. Dieser gute physiologische und emotionale Zustand soll natürlich auch in kritischen Situationen (beim sportlichen Wettkampf) erhalten bleiben.

Wenn wir hier von mentalem Gesundheitstraining sprechen, so verwenden wir einen weiteren Begriff, der auch die Regulation der Emotionen und des Anspannungsniveaus umfasst.

Mentales Gesundheitstraining verstehen wir als Anwendung von strategisch geplanten und aufeinander abgestimmten psychologischen Verfahren, um die Gesundheit zu erhalten oder die Gesundung zu fördern.

Ziel ist es, im Rahmen eines ganzheitlichen Ansatzes
1. die emotionale Lage, das Anspannungsniveau und das Verhalten zu optimieren, soweit diese für die Gesundheit von Bedeutung sind,
2. Körper- und Immunfunktionen zu stärken und Heilungsprozesse zu fördern,
3. mentale Gesundheitsressourcen nachhaltig auszubauen.

ad 1: Interventionen zielen darauf ab, innere und äußere Konflikte zu verringern, Stressoren zu entmachten, Patienten von blockierenden Überzeugungen zu befreien und auf ihre Ziele und ihre eigenen Ressourcen (Fähigkeiten) zu orientieren. Ziel ist jene Emotionen und Anspannungsniveaus zu fördern, die sich positiv auf den Organismus und die Abwehr auswirken.

ad 2: Immunfunktionen und Heilungsprozesse werden insbesondere über sogenannte innere Ton-Fühl-Filme (Imaginationen) gefördert. Ungünstige Haltungen können verändert und unzweckmäßige Immunreaktionen (wie etwa Allergien oder Immunsuppressionen) durch gesunde Reaktionen ersetzt werden. Auch kann die Abwehr auf bestimmte Körpergegenden ausgerichtet und mental dabei unterstützt werden Erreger, entartete Zellen und Tumore zu erkennen.

ad 3: Teilnehmende erlernen Verfahren, die ihnen helfen, Stress oder gesundheitliche Probleme gar nicht erst aufkommen zu lassen bzw. rasch zu bewältigen. Als direkte Folge werden sie in Zukunft mehr Selbstvertrauen und mehr Selbstwirksamkeit erleben.

So lernen sie, Verantwortung für ihre Gesundheit zu übernehmen und zu tragen, und sie verfügen über einen „Notfallkoffer" an mentalen Verfahren. Diese Verfahren nützen ihnen nicht nur im Alltag, sie

[63] J. Mayer, H.-D. Hermann (2010)

benötigen sie auch bei chronischen Erkrankungen, um regelmäßig einen mentalen Einfluss auszuüben und damit die Gesundheit zu stabilisieren. So ist dieser Ausbau der Ressourcen ein wichtiger Beitrag zur Sekundär- bzw. Tertiärprävention.

Imaginationen – zentrale Elemente mentalen Trainings

Imaginationen, innere Ton-Fühl-Filme, sind die wichtigsten kognitiven Werkzeuge, um auf den Körper und das Immunsystem weit über die Effekte von bloßer Entspannung hinaus einzuwirken. Sie übermitteln dem Körper, was „real" ist, und lösen biochemische Prozesse aus, die Botschaften an Organe und das Immunsystem überbringen. Aufgrund dieser Botschaften reagieren Organe und Immunsystem in einer Weise, die zu dieser „Realität" passt. Wer sich beispielsweise intensiv an eine erotische Situation erinnert, wird feststellen, dass auch der Körper auf diese Imagination entsprechend reagiert. Innere Ton-Fühl-Filme lösen leicht und direkt Emotionen und Körperreaktionen aus. Selbstgespräche und Selbstsuggestionen hingegen schöpfen Kraft und Einfluss erst aus ihren nonverbalen Anteilen, wie dem Klang der Stimme, dem Sprechtempo und vor allem aus den begleitenden inneren Ton-Fühl-Filmen.

Wenn Sie suggestiv zu sich sagen: „Meine Hand ist warm!", kann es sein, dass Sie dies empfinden oder dass Sie feststellen, dass das überhaupt nicht der Fall ist. Diese Suggestion gibt keine präzise Imagination vor, deshalb ist das Ergebnis offen.

Erinnern Sie sich aber an eine Situation, in der Sie ganz intensiv warme Hände gefühlt haben, und erleben Sie diese Situation ein Stück weit wieder mit all dem, was es dort zu sehen, zu hören und zu fühlen gab, wird sich die Wärme mit hoher Wahrscheinlichkeit einstellen.

Kranke Menschen neigen dazu, sich Horrorvorstellungen von Krankheitsverläufen, Operationen etc. in Tagträumen auszumalen. Diese Vorstellungen erzeugen massiven Stress mit all den erwähnten Auswirkungen auf die Gesundheit.

Schon eine leichte Pollenallergie gewinnt enorm an Einfluss, wenn sich ein Betroffener lebhaft ausmalt, wie eingeschränkt er nun wohl mit Asthma leben wird. Eine selbsterfüllende Prophezeiung ist nicht ausgeschlossen, da Ängste Immunreaktionen und Verspannungen verstärken können. So kann ein Mensch in den beschriebenen Teufelskreis geraten, bei dem sich die allergische Reaktion ausweitet und auf andere Bereiche ausdehnt.

Die Grundidee der Therapie ist es, einen Ton-Fühl-Film zu schaffen, in dem der Patient in einer leichten Trance gut geschützt und tief entspannt frei von allergischen Symptomen bleibt, auch wenn er sich den Pollen annähert. Dies kann in Hypnose oder mit der sehr effektiven „Psychischen Impfung" gelingen. So, wie das Immunsystem gelernt hat allergisch zu reagieren, kann es über solche Imaginationen auch wieder lernen gesund mit harmlosen Pollen umzugehen.

Allgemein können bei Erkrankungen im Vertrauen auf den eigenen Körper und seine Fähigkeiten Hei¬lungsprozesse angestoßen und beschleunigt werden, indem man sich sehr intensiv den Prozess der Heilung oder den Zustand völliger Gesundheit vorstellt und mit allen Sinnen wahrnimmt, samt all den begleitenden Körpergefühlen.

Heilungsrituale können die individuellen Vorstellungen eines Menschen von der Erkrankung aufgreifen und in einer Form weiterentwickeln, die in Richtung Gesundheit führt und seine Ressourcen einbindet.

Schmid G. B. (2010) befasst sich in seinem Buch „Selbstheilung durch Vorstellungskraft" mit der Frage, welche Rahmenbedingungen es Menschen erleichtern, einen tiefen Glauben an eine Heilung zu entwickeln, der jeden Zweifel daran ausschließt.

Er unterscheidet einen Autoritätsheileffekt (über mächtige Personen), einen Objektheileffekt (über Heilung versprechende Objekte und Ereignisse), einen Ortsheileffekt (über Orte und Zeiten, die Hilfe und Hoffnung versprechen) und einen Selbstheileffekt (über symbolträchtige Bilder).

Für mentales Training empfiehlt sich nach unserer Erfahrung besonders der Selbstheileffekt, der eine Abhängigkeit von charismatischen Personen, Zeiten und Orten vermeidet und damit auch das Selbstvertrauen und die Selbstwirksamkeit bestärkt.

Heilungsfördernde Orte (wie Lourdes) oder charismatische Personen können ein Stück weit notwendig sein, damit Menschen jenes Vertrauen und jene Sicherheit erleben, die heilungsfördernde Zustände brauchen; auf der anderen Seite bergen sie das Risiko, dass sich der Mangel daran negativ auswirkt.

Im Kern geht es in allen Fällen um jene individuellen Imaginationen und die begleitenden Emotionen, die den Kontakt zum Immunsystem oder anderen wesentlichen Instanzen herstellen. Im optimalen Fall sind sie unabhängig von solchen äußeren Bedingungen, es kann aber sinnvoll sein, letztere in die Imaginationen aufzunehmen.

Kriterien für mentale Gesundheitstrainings

Überwiegend in positiver Stimmung

Die einzelnen Verfahren sollen Menschen so wenig wie nötig in negative Emotionen versetzen; im Training sollten Menschen überwiegend in positiver Stimmung sein. Gründe dafür haben wir bereits angesprochen, hier ein weiterer Grund: die Auswirkungen auf das Gehirn.

Das Gehirn ist aus etwa 100 Milliarden Neuronen aufgebaut, die über Synapsen auf ihren Dendriten Informationen aufnehmen und über ihr Axon und seine Synapsen wieder an andere Neuronen abgeben. In den Synapsen werden die Informationen über Neurotransmitter an Rezeptoren des nächsten Neurons übertragen, die hemmend oder fördernd auf seine Aktivität einwirken können.

Es gibt unterschiedliche Typen von Rezeptoren. Das sind zum einen die schnellen (erregenden AMPA- und hemmenden GABA-) Rezeptoren, die die Übertragungsbereitschaft der Synapsen nicht ändern, sondern nur nutzen.

Zum zweiten gibt es Rezeptoren, die etwas langsamer reagieren, im Bereich von Sekunden bis Minuten, und die bewirken, dass die beteiligten Synapsen leichter erregt werden können. Man spricht hier von Langzeitpotenzierung oder Bahnung. Prozesse, an denen diese Synapsen beteiligt sind, laufen flüssiger, leichter ab als sonst.

Wird das Neuron in dieser Zeit erhöhter Erregbarkeit intensiv stimuliert, startet ein weiterer für das Lernen und die Psychotherapie wichtiger Prozess. Der führt dazu, dass die Gehirnstrukturen sich dem Bedarf anpassen, indem um die länger aktivierte Synapse herum weitere Synapsen wachsen, womit die Erregungsübertragung längerfristig erleichtert wird. Erst dieser Vorgang führt zu nachhaltigem Lernen.

Unter ständigen Ängsten und Depressionen ist die Amygdala – unser Angstzentrum – leichter erregbar als normalerweise und verfügt über sehr gute Verbindungen zum rechten präfrontalen Cortex, dessen Aktivierung mit negativen emotionalen Zuständen verbunden ist. In diesem Hirnareal werden jene Verbindungen gebahnt, die Antiziele (Vermeidungsziele) repräsentieren. Auch die Verbindungen zu den Regionen, die für die Mimik, Sprache, Bewegungen und den Muskeltonus zuständig sind, werden ausgebaut und diese Regionen damit „versklavt". Mangels Aktivierung verkümmern wiederum die Verbindungen zum präfrontalen Cortex auf der linken Seite, die für positive Emotionen und (positive) Ziele zuständig sind[64]. Wer über längere Zeit ganz bewusst positive Emotionen und Ziele so

viel wie möglich aktiviert und Problemzustände so wenig wie möglich, bei dem verkümmern die neuronalen „Autobahnen" in den rechten präfrontalen Cortex – eben durch Nichtgebrauch, während sich die Nervenbahnen in den linken präfrontalen Cortex stärken.

Der Therapeut hat nach Grawe (2004) demnach darauf zu achten, in der Therapie so wenig wie möglich gut gebahnte alte (etwa depressive) Muster zu aktivieren. Vor der Arbeit am Problemverhalten müssen die verkümmerten Verbindungen zu den Arealen für positive Emotionen wieder aufgebaut werden, damit der Klient wieder selbstgesteuert Ziele verfolgen und Freude erleben kann. Dazu bietet es sich an, diese Synapsen über einige Wochen so oft wie möglich zu aktivieren, indem der Klient positive Gefühle und Ziele erlebt.

Ein sporadisches oder relativ kurzes Aktivieren reicht dafür nicht aus. Schließlich muss der Therapeut nach Ende der Therapie damit rechnen, dass die alten Muster wieder aktiv werden und Patienten wieder in ihre alten Muster fallen (Grawe 2004 S. 30f). Das ist ein Grund dafür, warum das HGT diese Phase der Stabilisierung mit CDs über längere Zeit begleitet.

Gesundheits-, Ziel- und Ressourcenorientierung

Eng verkoppelt mit dieser Arbeit in positiver Stimmung ist die Gesundheits-, Ziel- und Ressourcenorientierung. Falls sich die Teilnehmenden im Training vor allem mit ihren Ressourcen, ihren Fähigkeiten

---

[64] Grawe K. (2004, S. 50 f)

und konkreten und attraktiven Zielen befassen, kommen sie auch in eine positive Stimmung.

Der Fokus verschiebt sich dann im Training von einer problemorientierten hin zu einer ziel- und lösungsorientierten Sichtweise und wird damit dem Anspruch zeitgemäßer Gesundheitsförderung gerecht. Schwerpunktthemen sind also nicht Er¬krankungen sondern Heilung, Ge¬sundheit, Ressourcen und Lebensperspektiven.

Prozessorientierte Verfahren

Was bedeutet „prozessorientiert"? Nehmen wir „Angst haben" als Beispiel. Es können sehr unterschiedliche Dinge sein, vor denen Menschen Angst haben. Es gibt auch eine Reihe unterschiedlicher Verfahren, ihnen solche Ängste zu nehmen. Prozessorientiert sind Verfahren, die sich nicht auf die unterschiedlichen Inhalte konzentrieren, sondern einen Prozess, in dem Fall etwa den Prozess des Umlernens, anbieten.

Bleibt man als Trainer weitgehend am Prozess orientiert, so haben die Teilnehmenden die Chance, den Prozess mit ihren eigenen Ton-Fühl-Filmen zu füllen. Für Gruppentrainings ist dies besonders hilfreich, da sich jeder seinen individuellen Film gestalten und den dann auch erleben kann, während die Prozessinformationen für alle gleich sind. Der Inhalt kann ähnlich individuell sein wie bei einer Einzeltherapie. Die anderen brauchen ihn nicht zu kennen.

Beispiel für eine Prozessinformation: „Während Sie weiterhin hier auf ihrem Platz dieses gute Gefühl im Körper spüren und diese Sicherheit…, können Sie sich nun auf einem Bildschirm in der Entfernung, die dafür richtig ist, die Situation vorstellen, die Ihnen bisher Angst gemacht hat, mit all dem, was es da zu sehen gibt…, zu hören gibt…"

Prozessorientierte Verfahren sind ökonomisch und effektiv. Ihre Logik erschließt sich sehr plastisch in einer Computeranalogie: Macht Ihre Textverarbeitung Probleme, so liegt das nicht an den eingegebenen Texten, sondern daran, wie Ihre Eingaben verarbeitet werden; die Lösung liegt nicht darin, andere Texte einzugeben, sondern das Programm zu ändern.

Qualitätssicherung durch empirische Kontrolle und Optimierung

Die Qualität von Gesundheitstrainings lässt sich auf mehreren Ebenen sichern. Konzepte und Materialien sollen überprüft und optimiert werden, ebenso die Ausbildung. Auch sollen die Trainer nach jedem Durchlauf ein klares Feedback darüber bekommen, wie gut das Training bei den Teilnehmenden ankam. Ist ein Training standardisiert und gut dokumentiert, so fällt es leichter, etwa mit standardisierten Fragebögen und Untersuchungen seine Effekte zu testen. Dann lässt es sich einfacher weiterentwickeln und Trainer bekommen ein klares Feedback.

Und schließlich – wenn sich die Kosten in Grenzen halten sollen:

Das mentale Gesundheitstraining soll für Gruppenarbeit geeignet sein und durch Medien unterstützt werden

Lassen sich die positiven Effekte von Gruppen nutzen, kann das die Veränderungsarbeit erleichtern. Die Arbeit mit Gruppen ist kostengünstiger als eine Einzelbehandlung. Patientenhandbücher, CDs etc. ermöglichen es, in den Pausen zwischen den Terminen und nach Beendigung des Trainings individuell weiter zu arbeiten und Effekte zu verfestigen bzw. auszubauen.

2.2 Das strategische Konzept des Hildesheimer Gesundheitstrainings[65]

Das Hildesheimer Gesundheitstraining entspricht obigen Kriterien. Es orientiert sich an der Gesundheit; die Lebensqualität und der Heilungsprozess stehen im Vor¬dergrund.

Das Standardprogramm besteht aus insgesamt acht Einheiten (zu je 180 Minuten), die dem strategischen Konzept des HGT entsprechen und den jeweiligen Erkrankungen angepasst wurden. Gearbeitet wird in Gruppen von zehn bis zwölf Personen, die sich einmal pro Woche treffen. Das Behandlungssystem umfasst Stundenentwürfe, Verfahren, Materialien, Trancen und CDs. Die Methoden stammen aus der humanistischen Psychologie. Einzelne Übungen wurden bereits im Neuro¬linguisti¬schen Programmieren (NLP), in der Hypnotherapie (nach Milton H. Erickson) und in der kognitiven Verhaltenstherapie eingesetzt und sind für das HGT konsequent weiterentwickelt worden.

Die „Philosophie"

Empowerment/ Hilfe zur Selbsthilfe/ Nachhaltigkeit
Das Hildesheimer Gesundheitstraining geht über Informieren und das Lehren neuer Verhaltensweisen weit hinaus und vermittelt ein tiefes Verständnis der sozialen, psychischen und physischen Zusammenhänge, die zum Entstehen von Gesundheit führen. Die Teilnehmenden erwerben neue Fähigkeiten, verändern blockierende Glaubenssätze und ungünstige Gefühlsreaktionen und sie bearbeiten sekundäre Gewinne. Viele dieser Erfahrungen werden zu Ressourcen, die sie in der Zukunft sinnvoll anwenden können.

Das strategische Grundkonzept: Ein detaillierter Ablaufplan und ausgefeilte Werkzeuge
Der detaillierte Ablaufplan ermöglicht es, die Teilnehmenden durch sinnvolle Prozesse zu führen, so dass sie ihre Bedürfnisse in einer guten Atmosphäre wahrnehmen und stillen können. Die einzelnen Verfahren wurden optimiert oder neu entwickelt und vielfach getestet, zum Teil mit Probanden, die sich etwa einer Psychotherapie gegenüber wenig offen zeigten.

Die Orientierung an der Einzeltherapie in der Gruppe
Viele Verfahren des HGT wie auch die speziell entwickelten Trancen, vermitteln Strategien, die Teilnehmende jeweils auf ihre individuellen Frage-

[65] Diese Analyse stammt aus: Christ C., Grospietsch G., Josten S., Rachow R., Unterberger G. (2011)

stellungen anwenden können[66]. So arbeiten sie in weiten Bereichen parallel zueinander an ihren eigenen Themen ohne sich offenbaren zu müssen. Das verstehen wir als „Einzeltherapie in der Gruppe"; sie ist möglich, da die meisten Verfahren prozessorientiert sind. Viele der Verfahren gehen nicht den schwierigen und langsamen Weg über das logische Denken und die bewusste Kontrolle, sondern richten sich direkt an automatische und normalerweise nicht bewusste Verhaltensprogramme. Deshalb führen sie in überraschend kurzer Zeit zu weitreichenden Veränderungen.

Ergänzt wird die Einzeltherapie in der Gruppe durch Elemente der Gruppenarbeit und der selbstständigen Arbeit mit Medien (CDs mit Trancen).

Das Vorgehen nach diesem Konzept regt Teilnehmende systematisch und individuell an, sowohl bei den Gruppenterminen als auch in den Zeiten dazwischen konzentriert und engagiert an ihren Fragen zu arbeiten. So bleibt die Trainingszeit kurz, was sich auf die Kosten-Nutzen-Relation günstig auswirkt.

Gesundheits-, Ziel- und Ressourcenorientierung

Das HGT ist ziel- und ressourcenorientiert. Das macht die Atmosphäre in den Gruppen angenehm und lebendig. Die Teilnehmenden beschäftigen sich in weiten Bereichen nicht mit Problemen und Beschwerden, sondern mit ihren Zielen, mit dem Sinn ihres Lebens und mit ihren Fähigkeiten. In guten Zuständen finden sie leichter Lösungen dafür, wie sie Hindernisse auf diesem Weg überwinden und auch die nicht veränderbare Folgen ihrer Erkran-

kung und Therapie gelassen in das Leben integrieren können.

Einsatz von Medien:

In den Zeiten zwischen den Gruppenterminen vertiefen die Teilnehmenden die Wirkung der Interventionen noch über „Hausaufgaben" und Trancen auf CD. Auch nach dem Ende des Trainings können sie die Übungen und CDs weiterhin einsetzen, um nachhaltige Effekte zu sichern oder neue aktuelle Fragen anzugehen.

Acht Schritte zur nachhaltigen Gesundheits- und Heilungsförderung

Der Rahmen: Vertrauen und positive Erwartungen

Beginnt ein Gruppentraining, so liegt es am Trainer, sich für eine gute Atmosphäre in der Gruppe zu engagieren und den Teilnehmenden ein Gefühl der Sicherheit und des Vertrauens zu vermitteln. Dass sie von Anfang an neue Erfahrungen machen und sofort erste Erfolge erleben, stärkt ihre positiven Erwartungen und fast alle gehen motiviert und engagiert in den folgenden Prozess.

1. Schritt: Achtsamkeit - sensibel für die eigenen Gedanken, Gefühle und Köperreaktionen werden

Wussten Sie, dass es nicht unbedingt der Inhalt Ihrer Selbstgespräche ist, der Ihre Stimmung beeinflusst, sondern der Klang der Stimme? Oder dass sich Ihre Gefühlsreaktion mitverändert, wenn Sie Farbe, Helligkeit und Entfernung ihrer inneren Bil-

---

[66] Dass man bei diesem Vorgehen nicht über seine Probleme sprechen muss, bedeutet auch einen optimalen Datenschutz, da die konkreten persönlichen Fragen verdeckt bleiben.

der ändern?[67] Das sind zwei Beispiele dafür, was Teilnehmende erfahren, wenn sie beginnen, ihre Gedanken, ihre inneren Ton-Fühl-Filme, zu beobachten und sie spielerisch zu verändern. Auf diesem Weg gewinnen sie mehr Abstand zu ihren Gedanken und stellen fest, dass die Welt nicht unbedingt so ist, wie sie sie gerade jetzt sehen. Sie lernen, dass auch andere Perspektiven möglich sind, die sie zu anderen Emotionen und anderen Körperreaktionen führen.

2. Schritt: Ressourcen – Fähigkeiten werden wieder verfügbar und Stress wird abgebaut

Häufig können Menschen, wenn sie stark belastet sind, sich kaum noch entspannen, es mangelt ihnen in diesen Momenten z. B. stark an Flexibilität und Humor, über die sie unter anderen Umständen durchaus verfügen. Ihnen den Zugang zu diesen Ressourcen und zu ihren Stärken zu ermöglichen, dienen schon am Anfang leichte Trancezustände, in denen sie angenehme körperliche und emotionale Zustände erleben[68]. So erfahren sie tiefe Ruhe und Entspannung, auch Kraft und Gelassenheit, sowohl während der Einheiten in Übungen und Trancen als auch zu Hause mit Hilfe von CDs. Dies fördert ihre Erholung und stärkt sie für den nächsten Schritt zur Stressbewältigung, bei dem sie vermittels Ankertechniken lernen, mit Hilfe diese Ressourcen in neuer Weise zu reagieren. Da es in guten Zuständen leichter fällt, nachzudenken, zu entscheiden und Probleme zu lösen, erfahren die Teilnehmenden, wie schon jetzt konstruktive Sichtweisen und positive Emotionen ihren Alltag erleichtern, während der massive Stress, Sorgen und Ängste seltener werden. Eventuelle Krankheitsgewinne verlieren in dem Maß an Bedeutung, wie die Teilnehmenden lernen, wichtige Bedürfnisse nicht mehr über ihre Erkrankung, sondern auf einem anderen Weg, über andere Ressourcen zu erfüllen.

3. Schritt: Die Orientierung auf einen Weg zu Lebensqualität und Gesundheit

Erkrankungen können viele Dinge in Frage stellen, die bisher wichtig waren. Sie erfordern vom Einzelnen, Ziele zu überprüfen, neu zu bewerten oder zu ändern. Wenn sie Beschwerden haben, wissen Menschen oft sehr genau, was sie nicht wollen („Ich will diese Beschwerden nicht haben!"), haben aber keine präzise Vorstellung davon, was sie wollen. Deshalb erhalten die Teilnehmenden Gelegenheit, sich in mehreren Schritten und auf unterschiedliche Weise, etwa mit Hilfe von Zeichnungen, von Fantasiereisen und einer detaillierten sprachlichen Beschreibung, mit ihren Zielen zu befassen und sie mit allen Erfahrungen, die sie im Gesundheitstraining machen, weiterzuentwickeln. Teil dieser Vision wird es auch sein, etwaige bleibende Folgen von Erkrankung und Therapie mit Gelassenheit zu akzeptieren und das Beste daraus zu machen. Erleben Menschen schließlich ihre Ziele, positiv formuliert und individuell ausgeformt, in leichter Trance, so werden diese Ziele zu sehr kraftvollen, anziehenden Motiven. Sie bahnen den Weg für eine kognitive Umstrukturierung („hin zu" statt „weg

---

[67] Viele Menschen sehen in Zeiten in denen die deprimiert sind, alles grau in grau und vielleicht noch verschwommen...

[68] Krebspatientinnen beispielsweise fanden das in unseren Studien sehr angenehm, dass nicht schon wieder die Erkrankung das zentrale Thema ist und den „Bildschirm" füllt.

von") und für neue Verhaltensmuster, die ebenfalls mental trainiert werden können.

4. Schritt: Innere Konflikte lösen

Sind Teilnehmende durch innere Konflikte belastet, die auch mit der Erkrankung zusammenhängen können, so erhalten sie Gelegenheit, diese Konflikte zu lösen. Damit erreichen sie, dass kein Anteil ihrer Persönlichkeit die Entwicklung blockiert und alle Teile hinter ihrem Vorgehen stehen.

5. Schritt: Blockierende Überzeugungen
   entmachten

Überzeugungen wie „Allergien kann ich nicht über Gedanken löschen", „Krebs ist nicht heilbar" oder „Ich verdiene nicht, gesund zu werden" wirken blockierend auf dem Weg zu persönlichen Zielen. Der Weg wird frei, wenn blockierende Überzeugungen etwa in einem Reimprinting-Prozess entmachtet werden.

Nach diesen fünf Schritten ist nun alles darauf vorbereitet, innere Heilungsmuster mental zu fördern. Die folgenden zentralen Interventionen können so ihre volle Wirkung entfalten.

6. Schritt: Erholungs- und Heilungsprozesse
   mental fördern

Im Vertrauen auf den eigenen Körper und seine Fähigkeiten können die Teilnehmer nun über innere Ton-Fühl-Filme ihren individuellen Hei¬lungsprozess anstoßen und beschleunigen. Sie stellen sich ihr Fernziel vor, etwa den Zustand völliger Gesundheit,

sie nehmen ihr Ziel mit allen Sinnen samt all den begleitenden Körpergefühlen wahr und orientieren so ihren gesamten Organismus auf dieses Ziel hin. Erfolg versprechend ist es nach Andreas, C. und Andreas, S. (1992), sich intensiv in leichten Trancezuständen an den konkreten Heilungsprozess einer ähnlichen Erkrankung zu erinnern. Diese Erinnerung wirkt wie ein Signal an den Organismus und das Immunsystem, in der gleichen Weise wie damals zu reagieren.

Erinnert man sich intensiv mit allen Sinnesorganen an die Wirkung eines Medikamentes, so lässt sich der Placeboeffekt in ganz neuer Weise – ohne eigentliches Placebo – nutzen.

Ungünstige Reaktionen des Immunsystems (wie eine allergische Reaktion oder eine gelernte Unterdrückung des Immunsystems) können mit den entsprechenden Verfahren verlernt werden. Ebenso lassen sich negative Nebenwirkungen anderer Therapien häufig sehr gut beeinflussen.

7. Schritt: Soziale Ressourcen erschließen
   und Stressoren entmachten

Günstig ist es, wenn auch im Alltag die Familie oder Kollegen die Veränderungen unterstützen oder sie wenigstens nicht blockieren. Zu diesem Zweck erforschen die Teilnehmenden ihre eigenen Werte und Verhaltensweisen sowie die der anderen Beteiligten und sie setzen sich mit etwaigen Wertekonflikten auseinander. Manche ungünstigen Reaktionen des Umfelds können sie in Gesprächen beeinflussen, anderen Stressoren von einst können sie jetzt mit

Hilfe der gestärkten Fähigkeiten gelassen begegnen.

8. Schritt: Detailplanung des weiteren Wegs
Am Ende des Trainings werden die Ziele, sowie alle alten und neuen Fähigkeiten und Überzeugungen,

noch einmal aufgerufen und in ihrer sinnvollen Abfolge intensiv erlebt. So beginnt der neue Weg in die Zukunft, der auch weiterhin mit Verfahren und Trancen aus dem Training begleitet werden kann.

8 Schritte zu nachhaltiger Gesundheits- und Heilungsförderung

	Zentraler Inhalt	Mittel	Logik & wissenschaftlicher Hintergrund
1	Achtsamkeit: Sensibel für die eigenen Gedanken, Gefühle und Köperreaktionen werden	Ton-Fühl-Filme und Selbstgespräche beobachten und sie spielerisch verändern	Achtsamkeit ist eine zentrale Voraussetzung für viele Veränderungsstrategien
2	Ressourcen: Fähigkeiten werden wieder verfügbar und Stress abgebaut	Ruhe, Hoffnung, Neugier, Kraft, Lebendigkeit etc. erleben und ankern, sowie Stress bewältigen	Dauerstress schädigt zahlreiche Organe, führt zu Erkrankungen und behindert die Heilung, die Wirkung tiefer Entspannung wird in zahlreichen Studien bestätigt
3	Die Orientierung auf eine Zukunft mit Lebensqualität und Gesundheit	Intensives Erleben und Optimieren der Ziele	Ziel- und ressourcenorientiertes Denken führt zu positiven Emotionen und einer kognitiven Umstrukturierung
4	Innere Konflikte lösen (Krankheitsgewinne)	Übung zur Konfliktintegration	Innere Konflikte blockieren die Entwicklung und die innere Ruhe; Beitrag zur Stressbewältigung
5	Blockierende Überzeugungen entmachten	Mehrere Übungen wie Reimprinting, „Kreis der Veränderung" etc.	Änderung der Selbstwahrnehmung: Vom Ausgeliefertsein zur Selbstwirksamkeit. Öffnet bisher verschlossene Wege.
6	Mental Erholungs- und Heilungsprozesse fördern (Psychoimmuntherapie)	Heilungsvorgänge und Placebowirkungen imaginieren, ungünstige Immunreaktionen (Allergien, Suppressionen...) ändern	Konditionieren und Imaginieren nutzen, um ungünstige Körperfunktionen zu ändern und Immunreaktionen auszubalancieren
7	Soziale Ressourcen erschließen und Stressoren entmachten	Werte bei sich und anderen und dadurch bedingte Konflikte erkennen, Reaktionen ändern	Die soziale Unterstützung absichern; Studien zeigen die positiven Wirkungen eines guten Arbeitsklimas und familiärer Unterstützung auf die Gesundung
8	Detailplanung des weiteren Wegs	Intensives Erleben von Zielen, Weg und Ressourcen in einer leichten Trance	Den gesamten Veränderungsprozess zusammenfassen und verstärken, den Weg klären, Hindernisse beseitigen und die Motivation erhöhen

Und all dies zusammen ergibt schließlich die positiven Effekte, wie sie Menschen aus ihrer Sicht schildern, die am HGT teilgenommen haben.

Viele vermochten zu einer positiven Einstellung zum Leben zurückzufinden. Sie wissen nun wieder ganz genau, welchen Sinn ihr Leben hat und wie sie diesem auf eine Weise gerecht werden können, die ihre Gesundheit unterstützt. Das wird von positiven Gefühlen begleitet, bei denen das hormonelle Gleichgewicht wiederhergestellt und die emotionale Hemmung der körpereigenen Abwehr aufgehoben wird. Sie haben – je nach krankheitsspezifischer Trainingsform – erlebt, wie es ist, etwa eine Allergie zu verlernen, ihren Blutdruck zu senken oder Schmerzen zu lindern. Sie können auf Dauer ihre Gesundheit, ihre Leistungsfähigkeit und ihre Lebensqualität mit Übungen und Imaginationen unterstützen, die sie im Training gelernt haben. So entstehen optimale Voraussetzungen für einen günstigen Heilungsverlauf, für Gesundheit und Stressresistenz.

Ein Blick in die Forschungswerkstatt

Wenn Sie sich die „Acht Schritte" nochmals vor Augen führen, so stellen Sie fest, dass wir in das Gesundheitstraining Verfahren aus den folgenden zwei Gruppen aufgenommen haben:

1. Verfahren, die die Rahmenbedingungen für die Gesundung verbessern
Dazu gehören einmal mentale Verfahren, die das System, den Organismus, stärken, wie etwa eine Entspannungstrance. Sie wirken am besten, wenn Stress und Anspannung eine Erholung oder Heilung blockieren, wie etwa bei („essentiellem") hohem Blutdruck oder Rückenschmerzen.

Dazu kommen Verfahren, die emotionale Konflikte lösen, blockierende Überzeugungen entmachten oder soziale Ressourcen erschließen und über die Folgen dieser Veränderungen ebenfalls die Chancen für eine stabile Gesundheit verbessern. Bei hohem Blutdruck etwa helfen diese Verfahren, Überzeugungen und soziale Einflüsse zu bewältigen, von denen Menschen sich unter Druck gesetzt fühlen. Bei Allergien können vielleicht Ängste und Reaktionen der Familie im Vordergrund stehen, bei Krebserkrankungen Ängste vor der Zukunft, die von der Diagnose und individuellen Glaubenssätzen ausgelöst werden.

2. Krankheitsspezifische Verfahren
Für diese Verfahren ist eine gesicherte Diagnose Voraussetzung. Eine spannende Aufgabe bleibt aber auch dann, die „Fenster" für mentale Interventionen zu finden, also für jene physiologischen, psychischen und sozialen Prozesse, die mental beeinflusst werden können. Eine psychosomatische, oder noch besser psychoneuroimmunologische Beschreibung der Erkrankung liefert Ideen dafür.
Beispielsweise ist bei Krebs die Anregung der körpereigenen Abwehr ein wichtiges Thema. Bei Allergien hingegen steht das Verändern einer überschießenden Reaktion im Vordergrund. Bei hohem

Blutdruck sind die verschiedenen Regelkreise von Interesse, die etwa über die Nierenfunktion oder die Spannung der Arterien den Blutdruck regeln.

Wenn es dann darum geht, Behandlungsstrategien zu realisieren, spielen die inneren Bilder und Metaphern, in denen der Einzelne über sich und seine Erkrankung nachdenkt, eine wichtige Rolle.

Beispielsweise bei Krebs: Wie stellt sich der Klient die Erkrankung genau vor, wie die Rolle des Immunsystems, in welchen Metaphern denkt er darüber nach („der Feind in meinem Körper" etc.)? Wie schätzt er die Möglichkeiten des Immunsystems und seine eigenen Fähigkeiten ein, mit dem Krebs fertig zu werden? Welche Bedeutung hat die Erkrankung für ihn?

Diese Vorstellungen (Imaginationen) stehen in engem Zusammenhang zu den emotionalen Reaktionen, die Heilungsprozesse fördern oder behindern können. Ein wichtiges Ziel der Arbeit ist es, ungünstige Metaphern und Vorstellungen so zu verändern, dass sie nicht mehr Krankheiten fördern, sondern Erholung und Heilungsprozesse unterstützen.

Noch anspruchsvoller ist es, standardisierte Trancen zur Übermittlung solcher Botschaften zu verwenden. In diesem Fall ist es sinnvoll,

- möglichst prozessorientiert, also weitgehend „inhaltsleer", zu arbeiten, damit die Teilnehmenden die Veränderungsprozesse mit ihren eigenen Inhalten füllen können,
- ansonsten Metaphern zu wählen, die von möglichst vielen nachempfunden werden können und
- jeweils den Teilnehmenden mehrere Angebote zu machen, die ähnliche Botschaften enthalten, damit sie das Angebot wählen können, das ihnen am passendsten erscheint.

Die Formen des Hildesheimer Gesundheitstrainings

Diese Überlegungen führten dazu, dass – dem strategischen Konzept entsprechend – mehrere Formen des HGT entwickelt wurden, die wiederum in den verwendeten Materialien, Informationen, Beispielen, Metaphern und Trancen auf die Besonderheiten der einzelnen Erkrankungen zugeschnitten sind. Und zwar für den Einsatz in der

- Orthopädie (bei chronischen Rückenerkrankungen),
- Onkologie (bei Krebserkrankungen),
- Allergologie (bei Allergien und Asthma),
- Kardiologie (bei hohem Blutdruck) und
- zur Schmerzlinderung (bei chronischen Schmerzen).

Die umfangreichen Systeme umfassen spezifische Trainerhandbücher samt Stundenentwürfen, Verfahren (Übungen, Trancen), Materialien, wie CDs, und spezifische Patientenhandbücher.

Die Gesundheitssupervision

Parallel zu den Trainings für chronisch Kranke entstand diese Form für die betriebliche Gesundheitsförderung und die Prävention. Sie dient insbesondere dazu Stress zu bewältigen, sowie Burnout und

Erkrankungen vorzubeugen.

Viele ihrer Elemente führen zu gedämpften Stressreaktionen bzw. lassen diese erst gar nicht entstehen. Doch erst die Arbeit mit inneren Konflikten, blockierenden Überzeugungen und bisher konfliktreichen sozialen Situationen sichert den langfristigen Erfolg und damit die Resilienz, also die Fähigkeit, auf die Anforderungen wechselnder Situationen flexibel zu reagieren und auch schwierige Situationen zu meistern.

Weiterentwicklung und Qualitätssicherung

Wir sichern die Qualität der Trainings über klinische Studien und standardisierte Befragungen und entwickeln die Materialen auf Grund des Feedbacks weiter. Auf dieser Grundlage konnten wir die Formen für die Onkologie und die Schmerzlinderung sowie die Gesundheitssupervision überarbeiten. Sie liegen nun in der Version 2.0 vor.

Wesentliche empirische Ergebnisse zur Form für die Allergologie finden Sie im folgenden Abschnitt, Beispiele für gesicherte Effekte der anderen Trainingsformen im Anhang.

2.3 Das Hildesheimer Gesundheitstraining für die Allergologie

Die Anforderungen an dieses Training ergeben sich aus der Analyse der psychoneuroimmunologischen Behandlungsansätze. Wenn man dauerhafte Effekte erreichen möchte, genügt es demnach nicht, lediglich die primären und sekundären Allergensignale zu entmachten und damit die allergische Reaktion zu eliminieren, mindestens aber abzuschwächen. Viele (nicht krankheitsspezifische) Verfahren, wie sie in den „acht Schritten" beschrieben wurden, dienen dazu diesen Effekt abzusichern, indem sie die psychosoziale Disposition entschärfen. Ergänzt wird diese Absicherung noch dadurch, dass auch dem Bewusstsein angemessene Vorstellungen von Allergien und Gesundheit und eine angemessene Schutzstrategie vermittelt werden.

Wie weit das Training den Anforderungen gerecht wird, können vielleicht die folgenden Fallbeispiele und die Forschungsergebnisse verdeutlichen.

Exkurs: Die Trainingsziele im Überblick

I. Alisch, H.- J. Altmeyer, G. Unterberger, K. Witt

Das Hildesheimer Gesundheitstraining für die Allergologie

1. Einheit: „Mentales Training für Heilung und Gesundheit"

Ziele:

Warmup - Überblick HGT - Den Einfluss mentalen Trainings auf Heilungsprozesse erkennen - Motivation zu Veränderungen und zu mentalem Training - Tiefe Entspannung erlernen

2. Einheit: „Der Körper glaubt, was Sie ihm erzählen"

Ziele:

Seinen momentanen Gesundheitszustand wahrnehmen

Eigene Ressourcen schaffen: Eine Kraftquelle einrichten und eine Ankertechnik kennenlernen

Sensibel werden für Botschaften des Körpers

Sensibel werden für die individuelle Art, über Ärger, Kränkungen, Trauer zu denken

Das Erlernen von Techniken damit umzugehen

3. Einheit: „Gewinne und Positive Absichten"

Ziele:

Vorbedingungen der Erkrankung erkennen

Sensibel werden für heilungshemmende Zustände

Die „positive Absicht" eines Verhaltens erkennen können

Mit „Teilpersönlichkeiten" arbeiten können

4. Einheit: „Vision Gesundheit"

Ziele:

Persönliches Gesundheitsziel finden und formulieren

Einschränkende Glaubenssätze erkennen und verändern

Ganzheitliches Denken vertiefen

5. Einheit: „Innere Versöhnung"

Ziele:

Sich der eigenen Ressourcen bewusst werden

Eine einschränkende zentrale Überzeugung verändern

6. Einheit: „Heilung und Erholung"

Ziele:

Eine Selbstheilungsmethode durchführen

Weitere Selbstheilungstechniken (zur Selbstanwendung) kennenlernen

Wissen über Selbstheilungsmöglichkeiten erwerben

Sich der eigenen Organsprache und ihrer Entstehung bewusst werden

7. Einheit: „Freiräume erweitern"

Ziele:

Sich der Bedeutung von Werten für die eigenen Ziele bewusst werden

Eigene Werte deutlicher wahrnehmen

Sich mit den Werten innerhalb des eigenen Familiensystems auseinandersetzen - Die Gesundheitsziele unter Berücksichtigung der eigenen Werte vervollständigen

8. Einheit: „Gesund in die Zukunft"

Ziele:

Das Gesundheitsziel erlebbar machen - Die Zukunft planen - Handlungsschritte zum Ziel hin erkennen und gehen

Effekte des Hildesheimer Gesundheitstrainings

Fallbeispiele

Von 1992–1994 wurde bei der Patientin ein Heuschnupfen mit subkutaner Immuntherapie (unter die Haut gespritzte Medikation) erfolgreich behandelt. 1995 war sie beschwerdefrei. 1996 kam sie in die Praxis, da sie nicht nur Heuschnupfenbeschwerden sondern auch Atemnot spürte. Zunächst erfolgte die übliche Behandlung der Symptome von Heuschnupfen und Asthma. Nach sorgfältiger Prüfung der allergischen Empfindlichkeit wurde dann erneut über drei aufeinanderfolgende Jahre eine subkutane spezifische Immuntherapie durchgeführt, gefolgt von einer gut dreijährigen sublingualen Immuntherapie (unter die Zunge gegebene Tröpfchen). Dennoch nahmen die Beschwerden zu, weshalb sie zur Informationsveranstaltung über das Hildesheimer Gesundheitstraining eingeladen wurde, das war im Januar 2002. Das, was sie dort erlebte, und die Informationen der Absolventen gefielen ihr und passten für sie. Dennoch nahm sie zunächst nicht am Training teil. In den folgenden Jahren verschlimmerten sich die Beschwerden, die Patientin benötigte eine regelmäßige Asthmatherapie nicht nur in der Pollenflugsaison sondern auch im Winter. Schließlich begann sie Cortison als Tablette einzunehmen, um die Atemnot auf ein erträgliches Maß zu begrenzen. Im Oktober 2006 entschied sie sich für das Gesundheitstraining.

Am Ende des Trainings probierte sie einen Apfel, Äpfel hatte sie im Rahmen der Kreuzallergie zur Birke einst nicht mehr vertragen. Sie aß den Apfel auf und blieb beschwerdefrei. Im April 2007 kam sie dann noch einmal zu einer Befundkontrolle in der Birkenpollenflugsaison, war aber beschwerdefrei, und die Lungenfunktionswerte erwiesen sich als völlig normal. Seitdem ist sie gelegentlich Gast in einer Informationsveranstaltung, weil sie dort gerne über ihren Erfolg mit dem Hildesheimer Gesundheitstraining berichtet. In den zurückliegenden vier Jahren nahm sie in der Pollenflugsaison selten einmal eine Tablette gegen Heuschnupfenbeschwerden ein, das Asthma ist beseitigt.

....

Ein zweites Fallbeispiel: Melanie war seit dem achten Lebensjahr an Asthma erkrankt und wurde gelegentlich mit einem Hausbesuch wegen eines Asthmaanfalls behandelt. Sie hatte auch eine Pollenallergie. Sie nahm 2002 am Hildesheimer Gesundheitstraining teil. Das linderte den Heuschnupfen gut, das Asthma brauchte aber eine weitere Therapie mit Viani Diskus. Im Januar 2007 berichtete sie folgende Beobachtung: „Das Zählwerk meines Medikaments steht auf null, es ist also leer. Ich weiß gar nicht, wie lange es schon aufgebraucht ist, es geht mir aber gut dabei. Was soll ich machen?" Die Empfehlung lautete, die Peakflow-Werte zu kontrollieren und noch eine Weile aus dem leeren Gerät zu inhalieren. Nach vier Wochen gab sie die Inhalationen auf. Gelegentliche Kontrolluntersuchungen in der Praxis zeigen bei vollständiger Beschwerdefreiheit bis heute völlig normale Lungenfunktionswerte. Es haben sich bei ihr wie bei der ersten Patientin auch keine anderen Erkrankungen eingestellt.

....

Ein drittes Fallbeispiel: Die Dame war weit über 70 und litt seit vier Jahren unter unstillbarem Reizhusten. Nachdem mit vielfältigen Untersuchungen keine körperliche Ursache festgestellt wurde, folgte sie der Empfehlung, am Hildesheimer Gesundheitstraining teilzunehmen. Seitdem sind drei Jahre vergangen, der Husten ist beseitigt und sie berichtete in einer Informationsveranstaltung von ihrem Erfolg. Auch bei ihr sind keine anderen Beschwerden aufgetreten.

Abschließend ein Zitat aus dem Brief einer Seniorin:

„(…) Es war wohl für mich eine einmalige Chance mit dem HGT. An sich sollte ich ja nicht teilnehmen, wegen des Alters, aber ich durfte dann doch. Wenn ich an das Jahr 2003 denke, es war grausam. Jeden Tag ca. 3 Stunden husten, rund um die Uhr, ca. alle 2 Std. Spray, Gehen kaum noch, die Treppe – furchtbar. In der Kur in Reichenhall, der Weg zu den Anwendungen – fast unmöglich, nach den Inhalationen tägl. Sauerstoff. Der Bericht von Herrn Dr. R., ich habe ihn noch, der bringt den Zustand auf den Punkt.

Heute geht's mir einfach bestens! – Husten ist gar nicht mehr, höchstens mal Räuspern. Inhalieren ist nicht mehr nötig, der Pari-Boy ist 'eingemottet'. Berodual-Spray hat seiner Zeit ca. 20 Tage gereicht, jetzt hat es genau 8 Monate gelangt, trotz Wandern, Verreisen usw. Die Arztbesuche sind sehr viel weniger geworden, keine Atemnot mehr. Die gesamte Lebensqualität ist heute einfach bestens, oder normal. Ich kann meinen Alltag schaffen, kann 2-3 Std. im Garten arbeiten (bei meinen Angehörigen), kann die Einkaufstaschen tragen. Alle freuen sich mit mir, dass es mir heute so gut geht. Schließlich bin ich ja mit 76 Jahren nicht mehr ganz neu."

....

Zweifellos sind diese Fallbeispiele beeindruckend. Sie vermitteln eindringlich, was es für Betroffene bedeutet, wenn eine Allergie oder ein allergisches Asthma schließlich erfolgreich behandelt werden kann. Es könnten aber auch nur ausgesuchte Einzelfälle sein. Deshalb können solche Fallbeispiele empirische Studien zwar um subjektive Erfahrungen ergänzen aber nicht ersetzen.

---

[69] In der "Psychischen Impfung" (PI) werden dem Organismus entsprechend dem "Drei Anker Allergie-Prozess" (Dilts, R., Hallbom T., Smith, S., 1990) und der "Scheibentechnik" (Andreas, C., Andreas S. 1992) im dissoziierten (hypnotischen) Zustand durch klassische Konditionierung alternative Reaktionsmöglichkeiten angeboten.

Forschungsergebnisse

Drei Studien liefern die folgenden empirischen Ergebnisse:

1. Die ursprüngliche klinische Evaluation des Hildesheimer Gesundheitstrainings für die Allergologie (Dissertation, K. Witt 1999)

Die Wirksamkeit des Trainings wurde an der Universitätsklinik Hamburg-Eppendorf an einer Patientengruppe von 73 Personen in zwei Experimental- und zwei Kontrollgruppen untersucht. Die Studie entsprach einem Einfach-Blind-Ansatz mit objektiver Datenerhebung (Randomisierung).

Die Menschen der einen Kontrollgruppe bekamen (um Placeboeffekte zu überprüfen) eine Behandlung in Form einer Cassette mit Entspannungs- und allgemeinen Heilungssuggestionen. Die Menschen der anderen Kontrollgruppe wurden lediglich aufgefordert sich wie gewohnt zu verhalten (Medikation, Pollenkontakte vermeiden etc.). Die beiden Experimentalgruppen erhielten das Hildesheimer Gesundheitstraining. Die Menschen der einen Experimentalgruppe wurden in einer weiteren, zusätzlichen Einzeltherapiestunde mit einer psychischen Impfung[69] behandelt.

2. Die laufende Qualitätssicherung des Trainings („Qualitätssicherung des HGT für die Allergologie, Stand 2013")

Alle Klienten, die an den verschiedenen HGT-Formen teilnehmen, werden seit mehreren Jahren mit Hilfe eines standardisierten Fragebogens zu den Effekten und der Bewertung des Trainings befragt. Die Nachbefragungen finden überwiegend drei Monate nach dem HGT statt. Die Fragebögen werden vom Institut für Therapie und Beratung an der HAWK HHG ausgewertet und archiviert. Augenblicklich liegen hier 65 Beurteilungen des HGT für die Allergologie vor, die zu den unten angegebenen Befunden führen. Die Beurteilenden waren im Schnitt 60 Jahre alt, ca. 2 Drittel waren Frauen.

3. Die laufende Nachbefragung zwei Jahre nach dem HGT („Befragung nach 2 Jahren, Stand 2013")

Patienten, die ein HGT (weit überwiegend die allergologische Form) bei Dr. Ingo Wilcke absolviert haben, erhalten von ihm frühestens zwei Jahre nach Abschluss des Trainings einen Fragebogen. Diese werden von ihm ausgewertet und das Institut für Therapie und Beratung an der HAWK HHG prüft und archiviert die Ergebnisse.

Bis zum 18. 1. 13 wurden 388 Absolventen der Trainings Nr.01/2002 bis Nr. 43/2010 angeschrieben, davon antworteten 290, die Rücklaufquote lag also bei 74,7%. Einige wichtige Erkenntnisse aus dieser Nachbefragung nach 2 Jahren wollen wir hier öffentlich machen.

1. Der erlebte Gesundheitszustand

Die erlebte Gesundheit verbessert sich signifikant[70]
Der subjektiv erlebte Gesundheitszustand verbes-
serte sich bei den am HGT Teilnehmenden (TN),
während sich in der Kontrollgruppe keine signifikante Veränderung zeigte. Der nachfolgende Be-
fund hilft bei der Interpretation dieses Ergebnisses,
indem er aufzeigt, wie hervorragend die meisten
Absolventen ihre Gesundheit einschätzen.

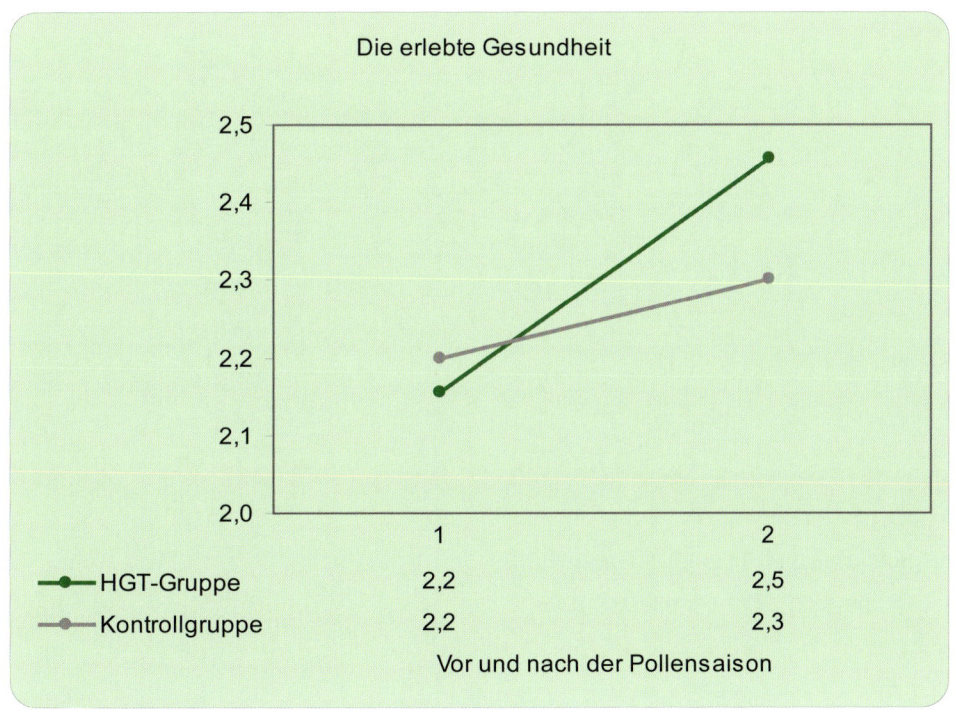

	1	2
HGT-Gruppe	2,2	2,5
Kontrollgruppe	2,2	2,3

Vor und nach der Pollensaison

[70] Quelle: K. Witt (1999): Messinstrument: Das rehabilitationspsychologische Diagnosesystem (RPD)

Absolventen schätzen sich als sehr gesund ein[71]

Wenn „völlig gesund, fit und lebendig" einem Wert von 100 Punkten entspricht, so geben mehr als 60 Prozent der Absolventen ihrer Gesundheit nach dem HGT 80 bis 100 Punkte.

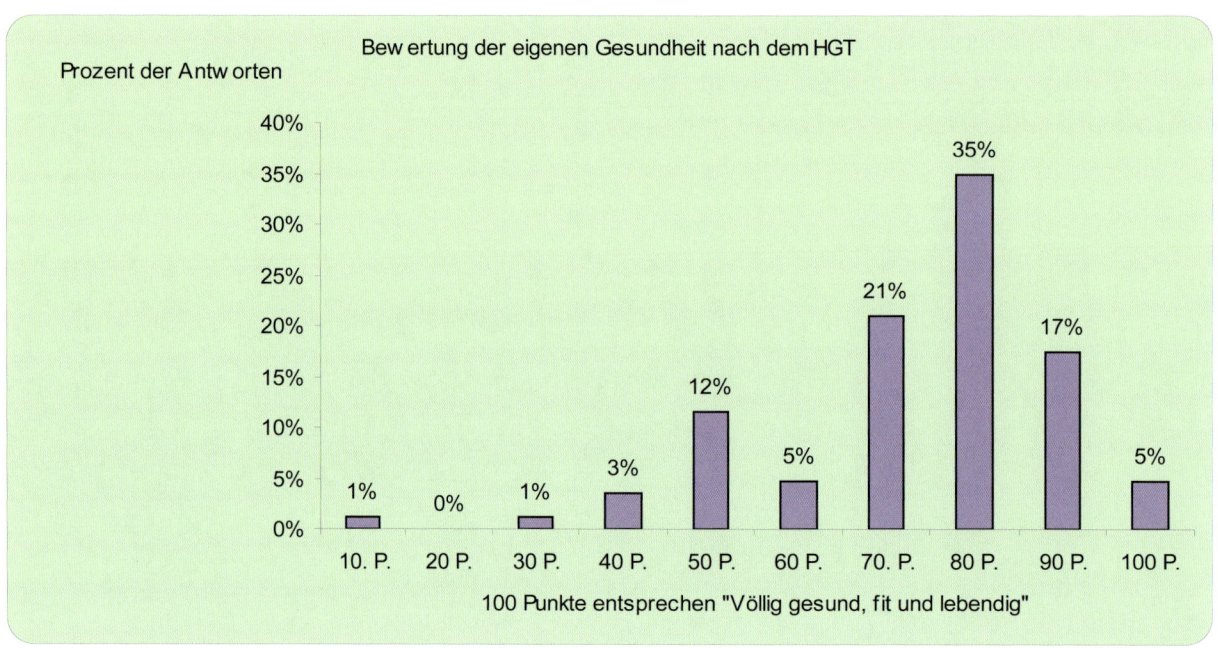

Bitte vergleichen Sie: Wie würden Sie selbst im Moment Ihre Gesundheit einschätzen?

Falls Sie sich „völlig gesund, fit und lebendig" fühlen, dann geben Sie sich 100 Punkte, sonst entsprechend weniger:

0 ---- 10 --- 20 --- 30 --- 40 --- 50 --- 60 --- 70 --- 80 --- 90 --- 100   „völlig gesund, fit und lebendig"

---

[71] Quelle: Qualitätssicherung des HGT für die Allergologie, Stand 2013

Zufrieden mit der Gesundheit

Zu diesen positiven Bewertungen der Gesundheit passt auch, dass sich Absolventen weit überwiegend zufrieden oder sehr zufrieden mit ihrer Gesundheit zeigen.

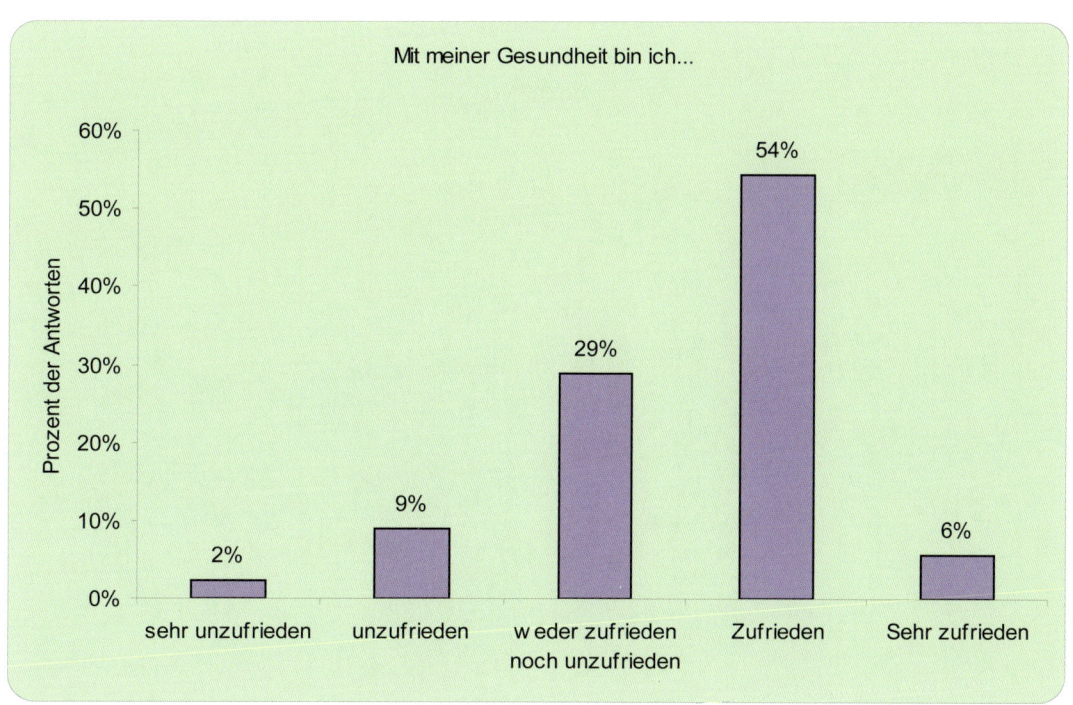

2. Die veränderte Immunreaktion und die Folgen: Weniger Symptome, weniger Medikamente und weniger Arztbesuche[72]

Die skeptische Vermutung, die Menschen würden aufgrund der Trainingsteilnahme weniger Medikamente einnehmen und hätten deshalb stärkere Symptome, traf nur auf die Placebogruppe zu, nicht jedoch auf die Interventionsgruppen. Diese nahmen nicht nur weniger Symptome bei sich wahr, sondern nahmen auch weniger Medikamente ein. In der Kontrollgruppe blieben dagegen Medikamentenverbrauch und Symptomausprägung nahezu konstant.

---

[72] Quelle: K. Witt (1999): Jeder Patient wurde aufgefordert ein Symptomtagebuch zu führen.

Keine Medikamente in der Pollensaison[73]

Auch bezüglich des Anteils der Studienteilnehmer, der in der Pollenflugsaison gar keine Medikamente einnahm, ergaben sich sehr deutliche und hoch signifikante Unterschiede zwischen den Gruppen.

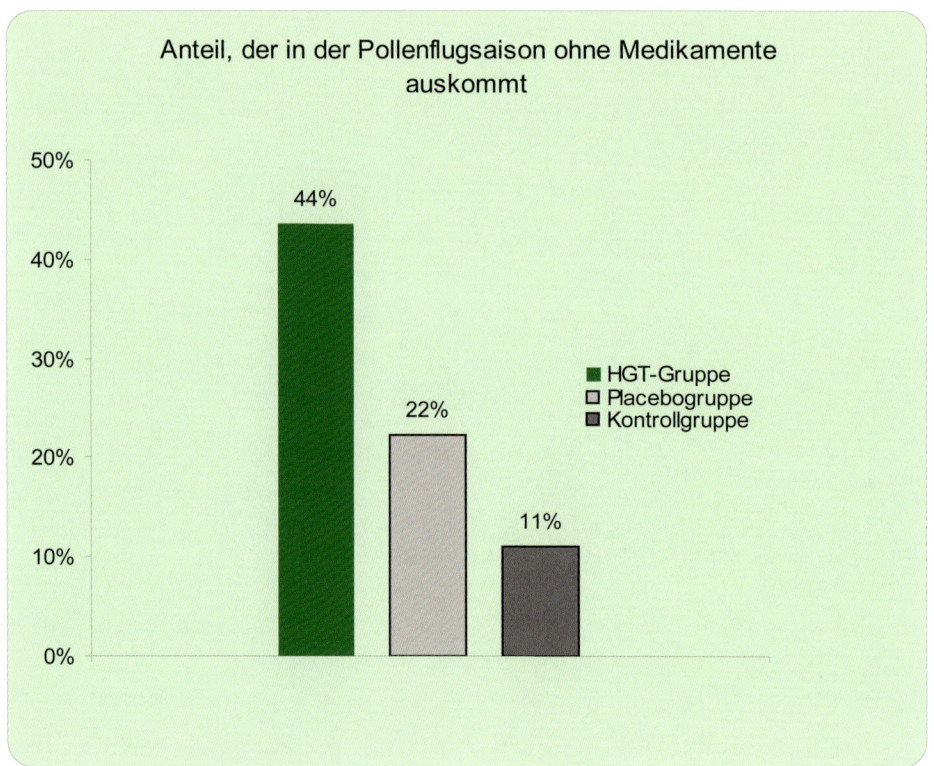

Eine weitere skeptische Vermutung besagte, dass die Menschen der HGT-Gruppen lediglich von starken Medikamenten (Antihistamin) zu schwächeren Medikamenten (Nasentropfen) wechseln würden. Jedoch verringerte sich in allen Medikamentenklassen bei den TN sowohl die Medikation als auch die Symptombelastung.

Obwohl die Birkenpollenbelastung stärker ausfiel als im Jahr zuvor, erlebten die Absolventen hochsignifikante Verbesserungen im Vergleich zur letzten Birkenpollenflugsaison, bei der Kontrollgruppe ohne mentale Behandlung hingegen zeigten sich im Vergleich zur letzten Saison deutliche Verschlechterungen (K. Witt 1999)[74].

---

[73] Quelle: K. Witt (1999): Jede Person, die während der 56 Tage kein einziges Medikament nutzte, wurde gezählt und dargestellt.
[74] Vermutlich war der Effekt des HGT noch größer, als in der Studie nachgewiesen. Menschen, die zwar eine Besserung verspürten, jedoch noch Symptome aufwiesen, konnten ja nicht wissen, wie

Die Veränderung der krankheitsbezogenen Beeinträchtigung[75]
Folgerichtig nahm auch das Gefühl, durch die Erkrankung beeinträchtigt zu sein, bei den Teilnehmern der Experimentalgruppen hoch signifikant ab.

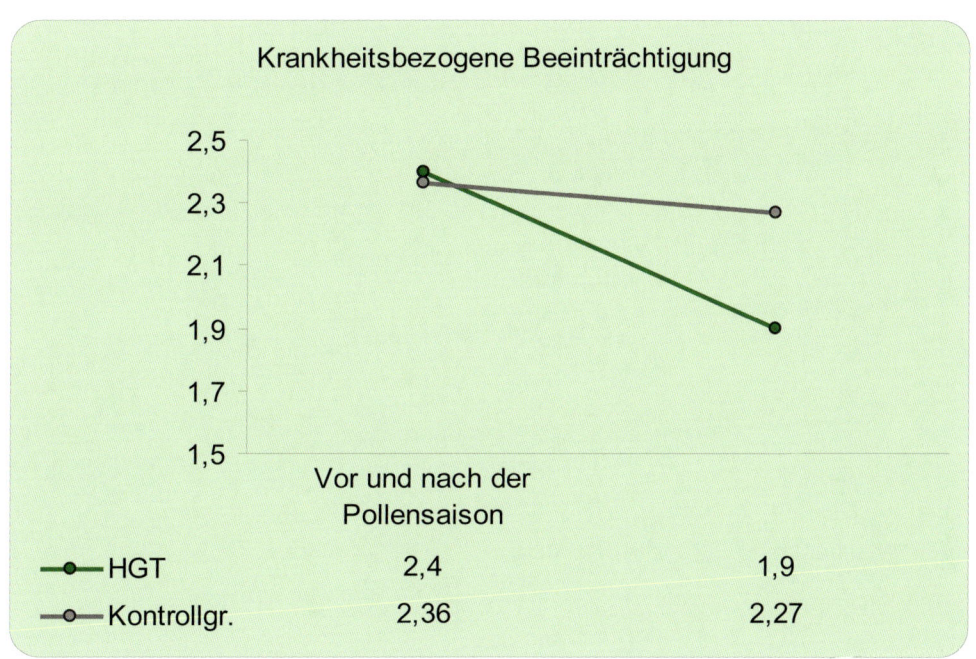

Krankheitsbezogene Beeinträchtigung

	Vor und nach der Pollensaison	
HGT	2,4	1,9
Kontrollgr.	2,36	2,27

Arztbesuche werden seltener[76]
Der bessere Gesundheitszustand zeigt sich in den laufenden Nachbefragungen auch darin, dass die TN weit überwiegend angeben, nach dem HGT weniger häufig Ärzte und Heilpraktiker besucht zu haben und weniger Medikamente einzunehmen.

[75] K. Witt 1999, S. 208f
[76] Quelle: Qualitätssicherung des HGT für die Allergologie, Stand 2013

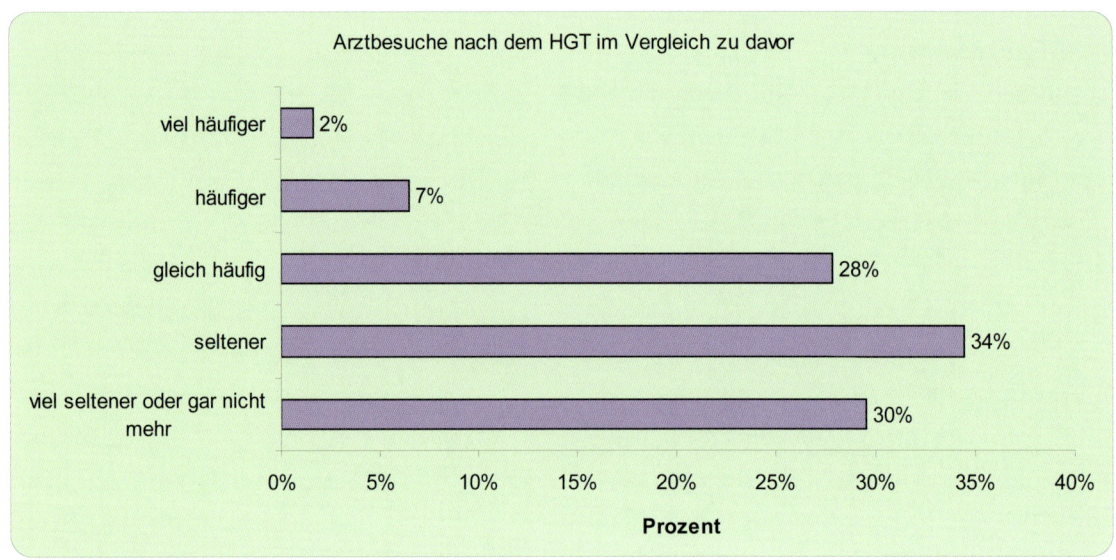

Weniger Medikamente[77]

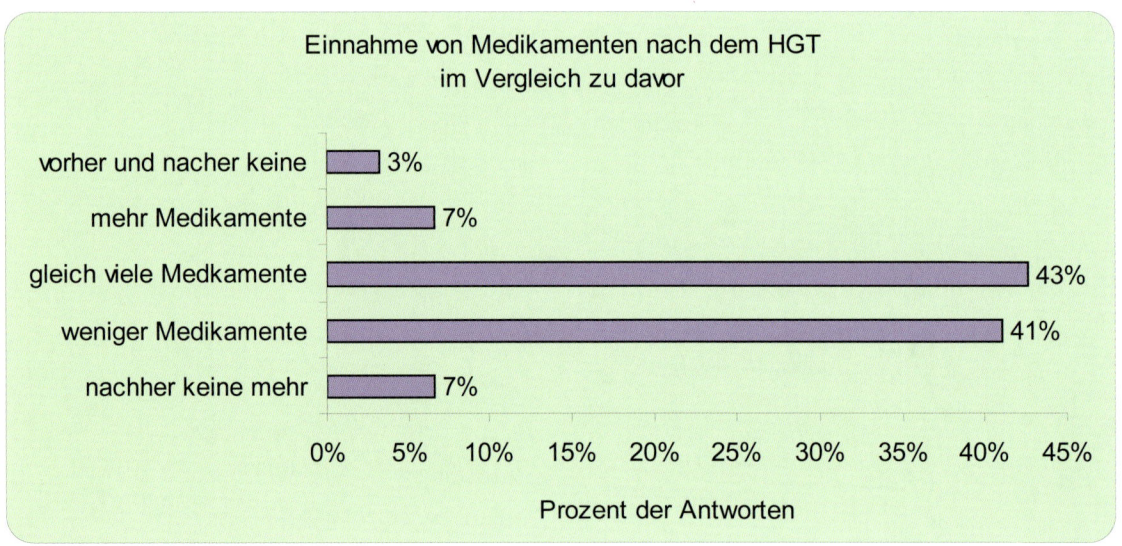

Und diese Auswirkungen hat die Teilnahme am HGT nicht nur kurzfristig sondern auch noch nach zwei Jahren.

---

[77] Quelle: Qualitätssicherung des HGT für die Allergologie, Stand 2013

3. Auswirkungen auf die Grundstimmung, die Stressverarbeitung und insgesamt auf die Lebensqualität

Die allgemeine Belastung nimmt ab[78]

Interessante Unterschiede zwischen den Gruppen zeigten sich bei der Einschätzung der allgemeinen Belastung in den letzten drei Tagen (vor, während und nach der Pollensaison).

Während sich die Kontrollgruppe gleichmäßig als belastet beschrieb, erlebten die HGT-Teilnehmenden schon während der Pollensaison eine hoch

signifikante Entlastung, die auch nach der Saison erhalten blieb.

Nach der Pollensaison empfand auch die Placebogruppe gleichermaßen eine Entlastung. Dies spricht dafür, dass schon die regelmäßige Tiefenentspannung in der Placebogruppe (mit Hilfe der Trancen) die allgemeine Belastung sehr effektiv verringern kann. Da jedoch die allergische Reaktion selbst durch die Tiefenentspannung allein nicht gelöscht wurde und so die Allergie in der Pollensaison zur Belastung beitrug, zeigte sich der Effekt erst nachher.

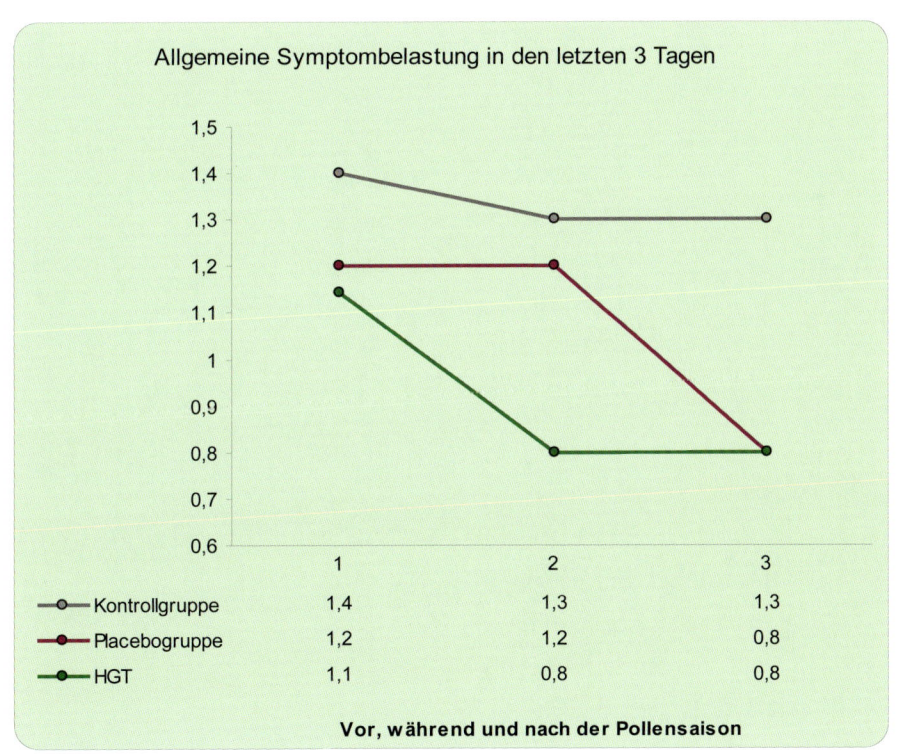

Allgemeine Symptombelastung in den letzten 3 Tagen

	1	2	3
Kontrollgruppe	1,4	1,3	1,3
Placebogruppe	1,2	1,2	0,8
HGT	1,1	0,8	0,8

Vor, während und nach der Pollensaison

---

[78] K. Witt 1999, S. 208f

Den TN geht es besser[79]

Das Befinden der Menschen in den Trainingsgruppen änderte sich hoch signifikant. Sie gelangten von einem negativ bewerteten Befinden zu einem Wohlbefinden, welches auch über die Birkenpollensaison hinaus erhalten blieb. Die Kontrollgruppe veränderte sich nicht signifikant, ihr Befinden blieb im neutralen Bereich.

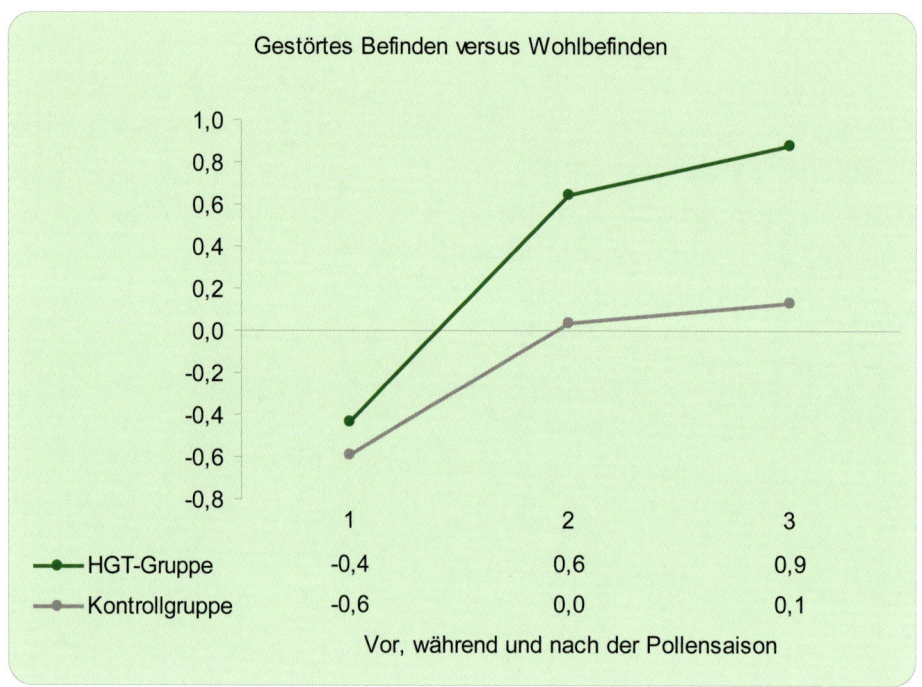

Gestörtes Befinden versus Wohlbefinden

	1	2	3
HGT-Gruppe	-0,4	0,6	0,9
Kontrollgruppe	-0,6	0,0	0,1

Vor, während und nach der Pollensaison

Die Veränderungen im Detail[80]

Welche Effekte im Detail auftreten, zeigt sich in der Nachbefragung von HGT-Absolventen. Sie beurteilen sich als froher, heiterer, ausgeglichener und optimistischer und geben an, sie könnten sich besser entspannen und kämen mit Belastungen und Stress besser zurecht.

---

[79] K. Witt (1999, S. 204f): Die Mittelwertdarstellung bewegt sich theoretisch zwischen +3 = Gesundheitsgefühl und -3 = Krankheitsgefühl.
[80] Quelle: Qualitätssicherung des HGT für die Allergologie, Stand 2013

Hohe Lebensqualität

Alle beschriebenen physiologischen und psychischen Effekte liefern wichtige Beiträge zur Lebensqualität, so überrascht es auch nicht, dass 77% der Absolventen ihre Lebensqualität nach dem HGT als gut oder sehr gut bezeichnen.

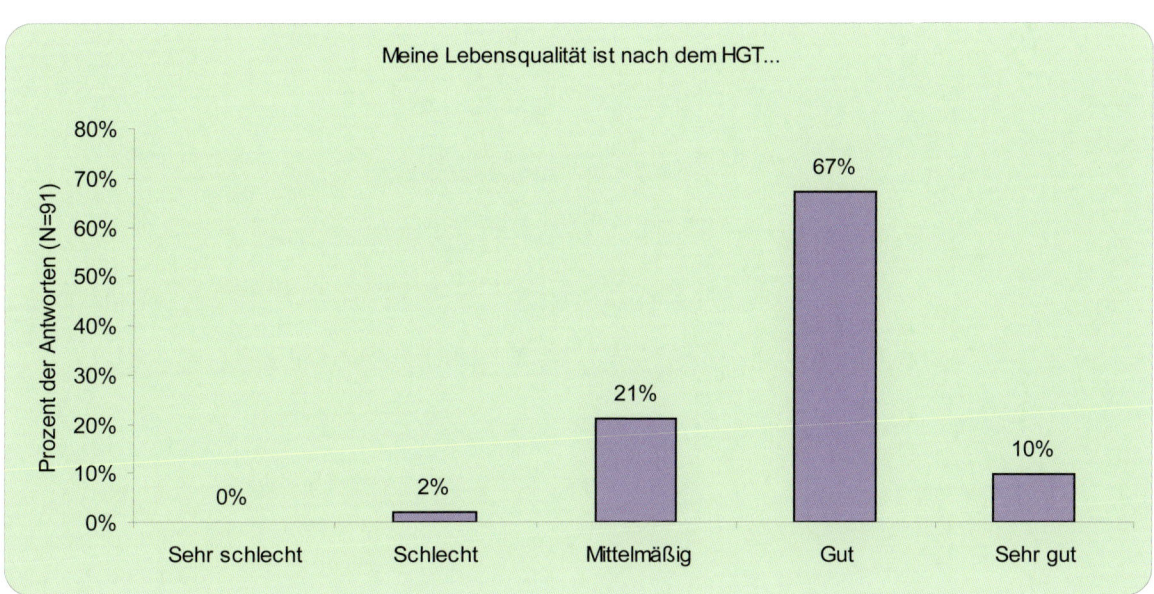

4. Die Bewertung der Qualität des Trainings

Positives Feedback zu Nutzen des Trainings, Arbeitsklima, Trainerkompetenz, CDs und Kosten[81]

Die TN stehen voll hinter den Aussagen, das HGT habe ihnen genutzt und sie würden es anderen empfehlen. Auch sind sie mit den Trancen (CDs)zur Gesundheitsunterstützung und dem Gruppenklima sehr zufrieden und bescheinigen dem Trainer bzw. der Trainerin eine hohe Kompetenz. Sie stehen auch voll hinter der Aussage, dass das HGT seinen Preis wert ist.

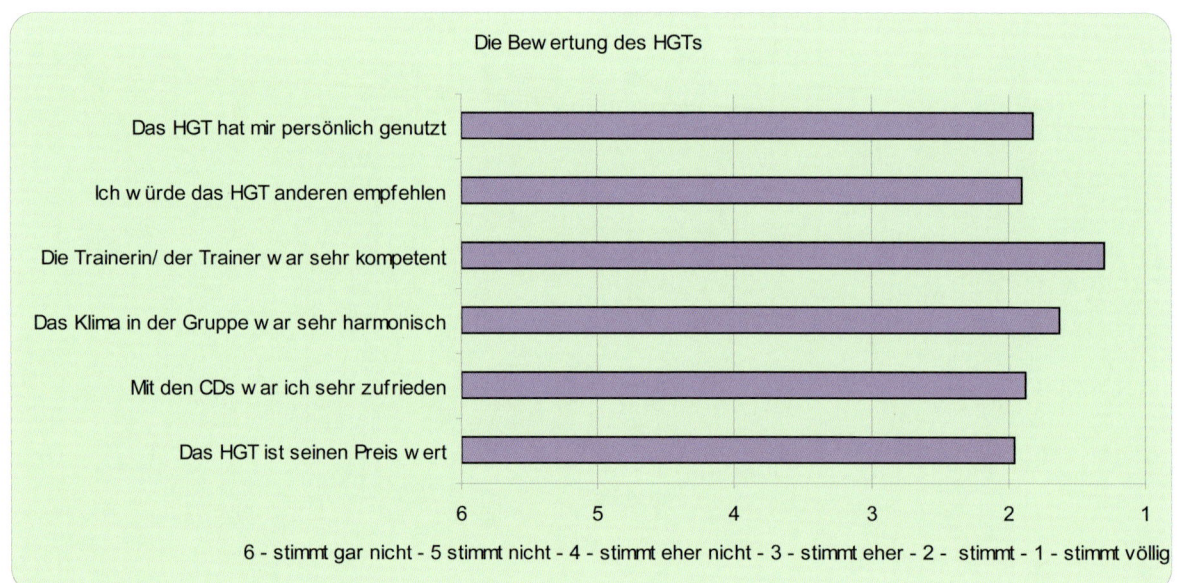

[81] Quelle: Qualitätssicherung des HGT für die Allergologie, Stand 2013

5. Die langfristige Stabilität der Effekte[82]

Ein sehr wichtiges Ziel des Trainings ist es, nicht nur kurzfristige Therapieerfolge zu erreichen, sondern insbesondere über die Arbeit an der Disposition die Effekte langfristig abzusichern.

Ob dies gelungen ist, spiegelt sich in den Ergebnissen von Nachbefragungen nach zwei Jahren.

Gesundheitszustand nach zwei Jahren

Wenn fast 80% nach zwei Jahren aussagen, es gehe Ihnen besser als vor dem HGT, so ist dies ein klarer Beleg für die Nachhaltigkeit der erreichten Veränderungen.

**Langzeiteffekte nach 2 Jahren:
Mir geht es… als vor dem HGT**

Besser	Wechselnd schlechter und besser	Genauso gut	Schlechter	Keine Angabe
78%	1%	16%	5%	1%

[82] Quelle: Befragung nach 2 Jahren, Stand 2013

Weniger Arztbesuche, Medikamente (und damit auch weniger Behandlungskosten)

Dieser bessere Gesundheitszustand hat auch deutliche Auswirkungen im Alltag der Menschen, da sie nun seltener Ärzte aufsuchen und weniger Medikamente konsumieren.

Und dies senkt natürlich auch die Behandlungskosten im Vergleich zu klassisch behandelten Allergien, die häufig chronisch werden und hohe Dauerkosten verursachen.

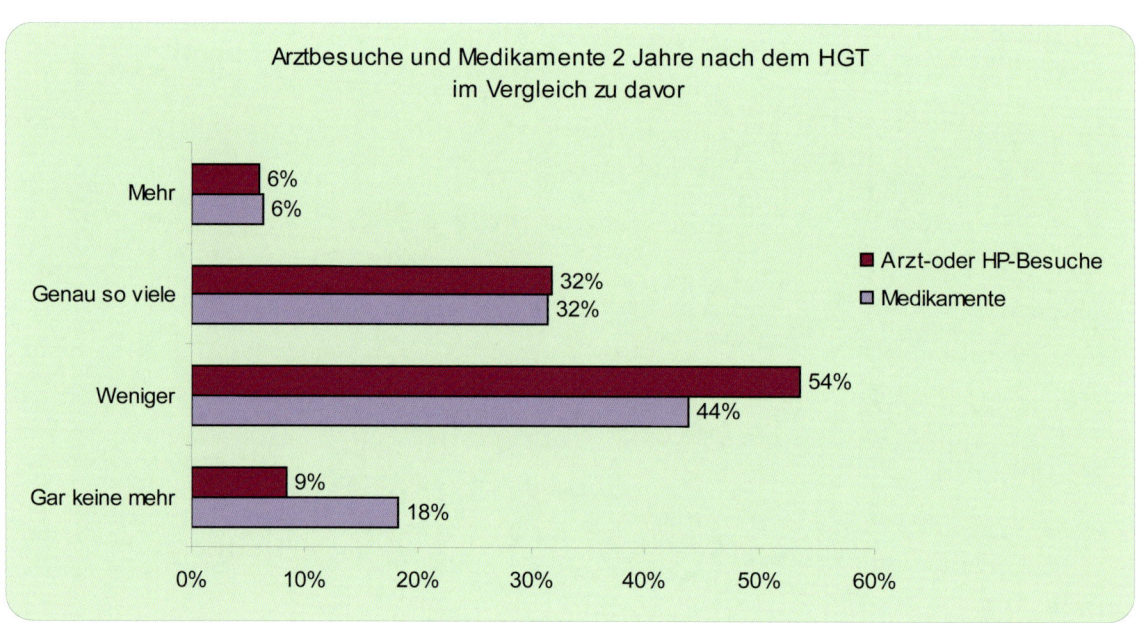

Image des HGT: 95% empfehlen es weiter

So überrascht es auch nicht, dass 95% das HGT weiterempfehlen würden.

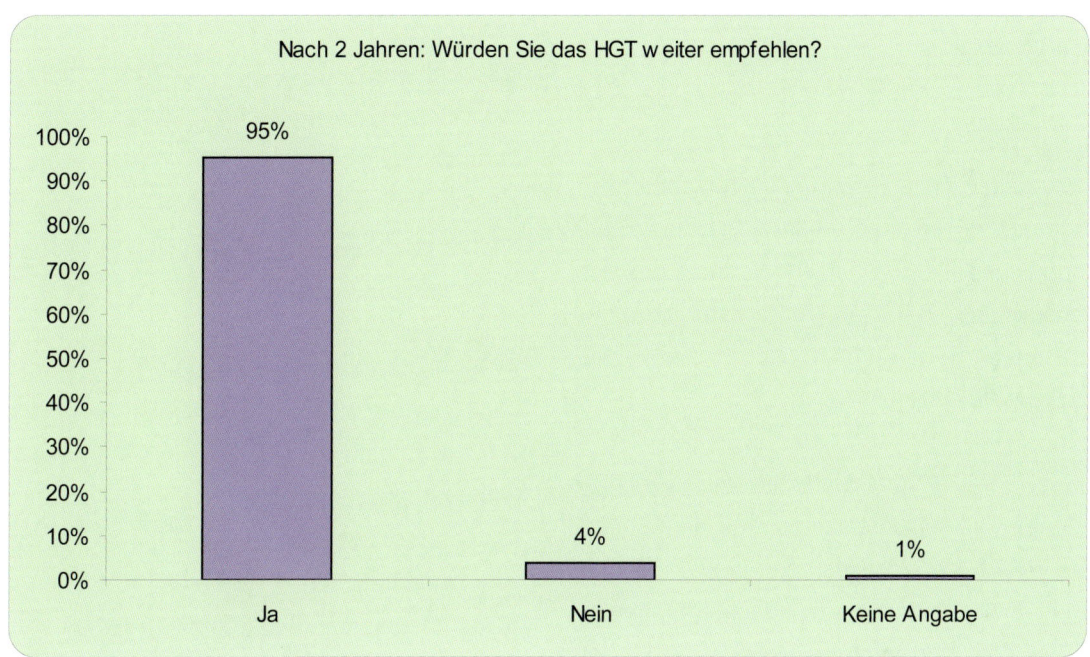

Fazit

Die Ergebnisse demonstrieren, wie effektiv dieses komplexe mentale Verfahren ist[83] . Allergische Reaktionen werden schnell und nachhaltig geschwächt oder ganz aufgelöst; weit überwiegend sind die TN anschließend völlig beschwerdefrei. Auch ihr Selbstbild, ihre Grundstimmung und ihr Umgang mit Belastungen und Stress haben sich positiv entwickelt, die meisten bewerten die eigene Gesundheit und ihre Lebensqualität als sehr hoch.

Das Konzept des HGT als Gruppentraining bewährt sich auch für Allergien. So bleibt es schwer verständlich, dass bisher im deutschen Gesundheitswesen mentale Gruppentrainings trotz ihrer Kosten-Nutzen-Vorteile kaum angewendet werden. Aus der Sicht der Patienten sollten derartige Verfahren schnellstmöglich Teil der Standardversorgung werden, was angesichts der nachhaltigen Effekte den Patienten nutzen und den Kostenträgern zu beträchtlichen Einsparungen (Arzthonorare, Medikamente, vermiedene Folgeerkrankungen) verhelfen würde. Wir können nur hoffen, dass die ideologischen Scheuklappen, auch in den Krankenkassen, bald verschwinden.

[83] Diese signifikanten und bedeutsamen Effekte ließen sich schon mit relativ kleinen Personengruppen nachweisen, bei vielen Medikamententests sind schon deshalb viel größere Personenzahlen erforderlich, weil man nur dann signifikante Unterschiede zu den Kontrollgruppen erhalten kann.

3. Testen Sie, wie weit Sie es aus eigener Kraft schaffen, allergische Symptome zu beeinflussen!

Einleitung
Wenn Sie selbst erste Erfahrungen mit mentalem Training machen möchten, können Sie die folgenden Anregungen für sich nutzen. Nehmen Sie sich dafür ausreichend Zeit. Sorgen Sie dafür, dass Sie die Anleitung in Ruhe durcharbeiten und so erfolgreich für sich umsetzen.

Wir haben drei Übungseinheiten zusammengestellt, die es Ihnen eigenständig ermöglichen, neue, gesunde Reaktionen zu erlernen, indem Sie den Reichtum Ihrer Erfahrungen in einem entspannten Zustand nutzen. Wir empfehlen Ihnen, die Einheiten mit einem Abstand von einem halben bis ganzen Tag durchzuführen. Sie können sie auch wiederholen, um sie noch intensiver zu erleben.

Die drei Einheiten beginnen jeweils mit einer Aufwärmübung. In der ersten Einheit geht es dann darum, was Sie gewinnen, wenn Sie nicht mehr allergisch reagieren, und was Sie möglicherweise verlieren. In der anschließenden Wahrnehmungsübung wird Ihnen vielleicht einiges deutlich, was bisher in Situationen mit allergischen Reaktionen anders abgelaufen ist als in Situationen, in denen es Ihnen gut geht. Vielleicht erhalten Sie auch weitere

Hinweise zu Gewinnen und Verlusten.
Mit den weiteren Übungen lassen sich allergische Reaktionen verändern. Wir bieten Ihnen zwei Übungen unterschiedlicher Art an. Lassen Sie sich überraschen, welche Übung bei Ihnen am besten wirkt. Bitte führen Sie die Selbstheilungsübung und die psychische Impfung erst dann durch, wenn Sie bezüglich der „Gewinne und Verluste" mit sich selbst im Reinen sind und die allergische Reaktion klar und eindeutig aufgeben wollen.

Sicherheitshinweis
Um unerwünschten körperlichen Reaktionen begegnen zu können, die – was selten geschieht – während einer intensiven Erinnerung an allergische Reaktionen auftreten können, empfehlen wir Ihnen gegebenenfalls, die notwendigen Aerosole und/oder Notfallmedikamente griffbereit zu haben.

1. Übungseinheit: Einstimmung, Gewinne und Verluste, Wahrnehmungsübung

Einstimmung: Mit der Aufmerksamkeit durch den Körper gehen

Bitte führen Sie die folgende Übung im Sitzen durch, sitzen Sie möglichst so, dass sich Ihre Hände nicht berühren, und Ihre Beine nicht übereinandergeschlagen sind. Sie entspannen so leichter und haben guten Bodenkontakt.

Lassen Sie sich bitte anfangs die Übung zur Einstimmung von jemand anderen langsam und gleichmäßig vorlesen, und zwar – da Sie auch Zeit brauchen, sich die Dinge vorzustellen – mit langen Pausen.

„Begib dich nun in einen entspannten Zustand …

Wenn du möchtest,
so recke und strecke dich noch einmal,
bevor du langsam die Spannung heraus lässt …
und mach es dir so bequem wie möglich …
und während deine Gedanken anfangen, ruhiger vorbeizuziehen,
kannst du nun deine Aufmerksamkeit nach innen richten …

Und spür nun einfach die Teile deines Körpers,
nimm sie einfach so der Reihe nach wahr …
und verweile vielleicht bei denen etwas länger,
die sich wirklich gut anfühlen …
Beginne vielleicht mit den Zehen des linken Fußes …

und spüre nun den ganzen Fuß …
das Bein hoch bis zur Hüfte …
und nimm jetzt die andere Hüfte wahr …
spüre das Bein hinunter bis zum Fuß …
und die Zehen …
Und gehe nun mit deiner Aufmerksamkeit wieder aufwärts zu den Hüften
und weiter über den Rücken nach oben zu den Schultern …
und nun zur Brust und wieder abwärts zum Unterleib …
Als nächstes spüre die einzelnen Finger deiner linken Hand …
und die ganze Hand …
und den Arm hoch bis zu den Schultern …
Und wiederhole das nun mit den Fingern der rechten Hand …
der ganzen Hand …
und dem Arm hoch bis zu den Schultern …
Fühle jetzt den Hals und den Nackenbereich …
das Gesicht …
die Stirn …
und den ganzen Kopf …
Nun konzentriere dich auf deine inneren Organe …
Fühle, wie dein Herz schlägt, …
und wie sich beim Einatmen die Lungen füllen …
und beim Ausatmen wieder zusammenziehen.
Fühle auch deinen Bauch mit seinen Organen…
und vielleicht zeigt dir auch eine Empfindung, wie ein Gefühl von Wärme, …
ein leichtes Pochen, …
wie dein Blut in den Adern fließt …

und deinen Körper mit Energie versorgt, …
während du deine Augen öffnest …
und deine Aufmerksamkeit wieder nach außen rich-
test."

Gewinne und Verluste
Bevor Sie sich nun näher damit befassen eine Allergie durch eine gesunde Reaktion zu ersetzen, macht
es viel Sinn, dass Sie sich einige Fragen stellen. Sie
können sich gern Notizen dazu machen.

Was wird sich in meinem Leben ändern, wenn ich
die Allergie nicht mehr habe?
Welche positiven Folgen hat das?
Wie wird es mir gehen, wie werde ich mich fühlen?
Braucht ein Teil von mir möglicherweise die Allergie
um etwas zu bekommen, was er dringend benötigt?
Welche negativen Folgen kann es haben, wenn ich
die Allergie aufgebe?
Wofür brauche ich deshalb möglicherweise neue
Lösungen?

Wahrnehmungsübung: Gedanken, Stimmung und
der Zustand meines Körpers
Bitte schließen Sie Ihre Augen und erinnern Sie sich
an eine Situation, in der Sie allergisch reagierten.
Machen Sie sich klar, was es in dieser Situation zu
sehen gibt, was es da zu hören gibt und wie sich Ihr
Körper anfühlt.
Und wenn Sie nun die Situation ein Stück weit er-
lebt haben, füllen Sie bitte dieses Blatt (oder eine
Kopie davon) aus!

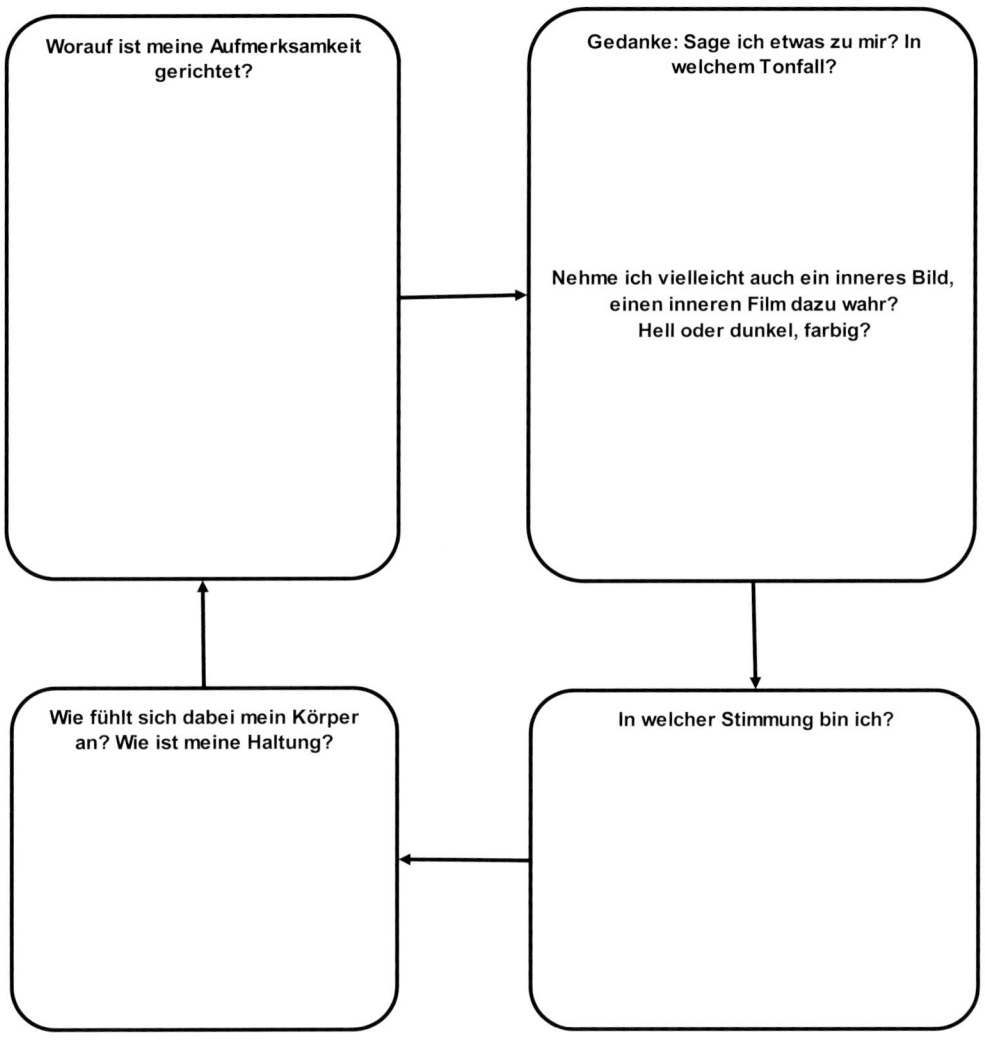

Lösen Sie sich nun mit einer Ablenkung (etwa indem Sie aufblicken und sich ein bisschen bewegen)
von diesem Erleben.

Bitte schließen Sie nun wieder Ihre Augen und erinnern Sie sich an eine Situation, in der Sie sich wohl, fit und gesund fühlten. Machen Sie sich klar, was es da zu sehen gibt, was es zu hören gibt und wie sich Ihr Körper anfühlt.

Und wenn Sie nun die Situation ein Stück weit erlebt haben, füllen Sie bitte dieses Blatt aus!

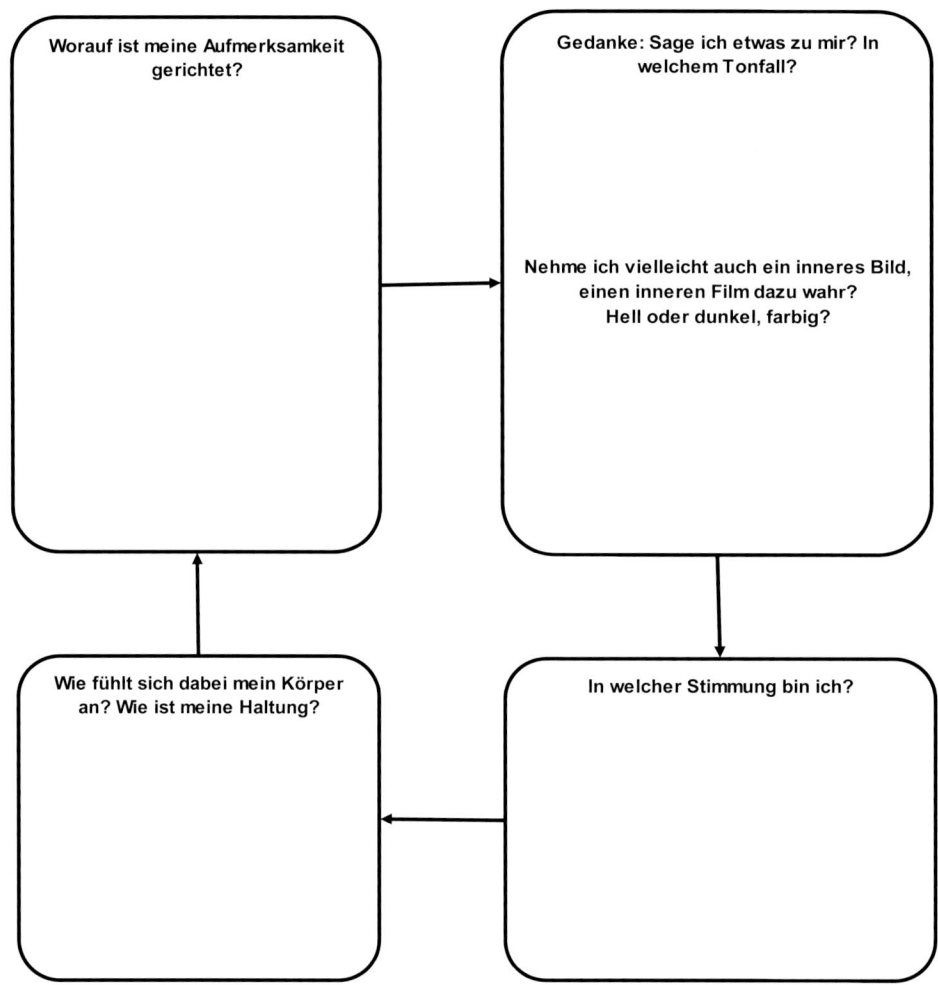

Bitte gehen Sie jetzt die einzelnen Fragen zu den beiden Situationen noch einmal durch. Was fällt Ihnen an Unterschieden auf? Welche unterschiedlichen Abläufe gibt es, die Ihnen womöglich vertraut sind?

**2. Übungseinheit: Einstimmung, Symptom-
veränderung**

Beginnen Sie bitte wieder mit der Übung zur Einstimmung.

Für die erste Durchführung der Übung zur Symp-
tomveränderung ist es von Vorteil, wenn Sie von
jemandem angeleitet werden. Sie können diesem
Begleiter zum Beispiel durch Kopfnicken mitteilen
wenn Sie mit einem Teil fertig sind. Wenn Sie mit
dem Verfahren vertraut sind, können Sie es durchaus auch selbstständig anwenden.

1. Nehmen Sie sich ausreichend Zeit und stellen
Sie sicher, dass Sie Ruhe für Ihr Vorhaben haben.

2. Machen Sie sich Ihren Zielzustand, das was Sie
erreichen möchten, innerlich bewusst. Es ist von
Vorteil wenn Sie den erwünschten Zustand positiv
beschreiben, und zwar so, dass etwaige Beschwerden nicht mehr vorkommen. Zum Beispiel statt „Ich
will kein xxx mehr haben" beschreiben Sie Ihr Ziel
so oder so ähnlich: „Ich atme frei und fühle mich
kraftvoll". Vielleicht stellen Sie sich dazu vor, wie es
ist, wenn Sie ihr Ziel bereits erreicht haben …

3. Versammeln Sie Ihre Beschwerde, Ihr Symptom
nun an einem Bereich, einem Ort Ihres Körpers ….

4. Wenn das Symptom ein Gegenstand wäre, welchem würde er dann entsprechen?

5. Erlauben Sie ihrem Symptom, sich in diesen Gegenstand zu verwandeln …

6. Beschreiben Sie den Gegenstand:
Wie hoch, wie breit, wie tief ist er?
Ist er eher eckig oder eher rund?
Hat er eine Farbe oder ist er eher schwarz-weiß?
Ist die Oberflächenstruktur rau oder eher glatt?
Ist er weich oder eher hart?
Ist er warm oder eher kalt?
Ist er leicht oder eher schwer?

7. Wenn Sie den Gegenstand auf diese Weise beschrieben haben, legen Sie die Hände mit den geöffneten Handflächen nach oben so ineinander, als
ob Sie in ihnen etwas halten wollten …

8. Nehmen Sie nun in Ihrer Phantasie den Gegenstand, der Ihr Symptom darstellt sanft und liebevoll
in Ihre geöffneten Hände …

9. Betrachten Sie den Gegenstand noch einmal
sehr genau und beschreiben Sie ihn wie unter Punkt
6, indem Sie nacheinander alle Fragen zu diesem
Gegenstand innerlich beantworten …

10. Verkehren Sie jetzt die Eigenschaften dieses
Gegenstandes in ihr Gegenteil, eine nach der anderen. Aus eckig wird also rund oder umgekehrt, aus
farbig wird schwarz-weiß oder umgekehrt usw. …
Schließlich verkleinern Sie den Gegenstand unabhängig von seiner Ausgangsgröße bis er ganz winzig
ist …

11. Entscheiden Sie nun, ob Sie den verkleinerten und in seinen Eigenschaften veränderten Gegenstand in den Körperbereich zurückführen möchten, oder ob Sie ihn wegpusten, an einen Ballon binden und entschweben lassen, ob Sie ihn schmelzen lassen wie Schnee in der Sonne oder welche andere Möglichkeit Ihnen auch immer in den Sinn kommt, wie er vollständig verschwindet.

Sollten Sie ihn in den Körperbereich zurückführen, dann tun Sie das ganz sanft und liebevoll .... -

Orientieren Sie sich zurück in die Gegenwart, bewegen Sie Arme und Beine und den ganzen Körper, um wieder voll im Hier und Jetzt zu sein. Genießen Sie die positive Veränderung.

3. Übungseinheit: Einstimmung, wichtige Submodalitäten erkennen, psychische Impfung

Einleitung

Bei einer Impfung wird die Lernfähigkeit des Immunsystems genutzt. Dem Organismus werden Informationen über Krankheitserreger so wohldosiert zugeführt, dass er lernt, sich vorsorglich dagegen zu wappnen. Er ist dann in der Lage, mit einer Belastung durch diese Krankheitserreger angemessen umzugehen.

Diese Fähigkeit des Immunsystems können Sie zur Behandlung von allergischen Reaktionen nutzen und Ihren Organismus mit einer psychischen Impfung stärken.

Wir nehmen die Umwelt über unsere Sinne wahr. Menschen nutzen ihre Sinne jedoch unterschiedlich, ein Musiker wird sie anders nutzen als ein Fotograf oder ein besonders sportlicher Mensch. So ergeben sich unterschiedliche innere Vorstellungen, in denen die Umwelt repräsentiert wird. Auch Vorstellungen von der Zukunft sowie Erinnerungen bilden wir in uns in den Qualitäten der Sinnesorgane ab, etwa als innere Bilder, erinnerte Lieder oder Körpergefühle.

Nur sind diese Vorstellungen nicht „fotorealistisch" gestaltet, sondern enthalten in ihren formalen Merkmalen, wir nennen sie Submodalitäten, Signale, welche Emotionen, Sichtweisen und Körperreaktionen auslösen und auch Wahlmöglichkeiten im Verhalten. Es macht für die meisten einen großen

Unterschied aus, ob sie sich an ein Erlebnis dunkel, schwarz-weiß und matt erinnern oder aber - mit anderen Submodalitäten wie diesen - hell, farbig und glänzend[84]. In erster Linie bestimmen nicht die Inhalte einer Erinnerung unseren Zustand, sondern die Submodalitäten, mit denen wir diese Erfahrung wieder erleben.

Diese Submodalitäten lassen sich verändern, und deshalb haben wir die Wahl, diese Erfahrung anders als bisher zu erleben.

Bringt man etwa in eine unangenehme Erfahrung, an die man sich, wie im obigen Beispiel, dunkel, schwarz-weiß und matt erinnert, Licht, Farbe und Glanz, so ändern sich auch die Emotion, die Sichtweisen, Wahlmöglichkeiten und Köperreaktionen.

Das Verändern von Submodalitäten ist ein wirksamer und kraftvoller Eingriff in die Erfahrungswelt. Er gibt uns die Freiheit, selbst zu entscheiden, welche Bedeutung unser Erleben für uns haben soll. Er ändert die subjektive Struktur einer Erfahrung und beeinflusst das Wohlbefinden und die Gesundheit. Das ermöglicht uns, Gefühle und bisher unbewusste Prozesse zu verändern, etwa die bisher unbewusste Strategie der Umweltwahrnehmung. Situationen und Stoffe, die von unserem Immunsystem bisher als gefährlich eingestuft wurden, können so neu bewertet werden, sodass unser Körper lernen kann, darauf angemessen und gesund zu reagieren.

Manche Submodalitäten, die sogenannten Treibersubmodalitäten, sind besonders wirkungsvoll. Man erkennt sie z. B. daran, dass sich zusammen mit ihnen auch andere Submodalitäten verändern oder dass sie eine stärkere Wirkung als andere auf die Emotionen und den Körper haben. Ihnen gilt in der folgenden Übung ganz besonders unsere Aufmerksamkeit.

In der psychischen Impfung vergleichen wir Submodalitäten unterschiedlicher Lebenserfahrungen und suchen nach Treibersubmodalitäten für allergische und für gesunde Reaktionen. Werden erstere durch letztere ersetzt, bewirkt dies im Idealfall eine neu bewertete Wahrnehmung der Umwelt und der Organismus kann dann trotz vorhandener Allergene gesund agieren. Das Immunsystem hat dann ähnlich wie bei einer Impfung neue Reaktionsmöglichkeiten gelernt.

Um unerwünschten körperlichen Reaktionen begegnen zu können, die, was selten geschieht, während einer intensiven Erinnerung an allergische Reaktionen auftreten können, empfehlen wir Ihnen, gegebenenfalls die notwendigen Aerosole und/oder Notfallmedikamente griffbereit zu haben.

Ablauf der Übung

Einstimmung
Beginnen Sie wieder damit, mit Ihrer Aufmerksamkeit durch den Körper zu gehen.

Wichtige Submodalitäten finden
In der folgenden Übung geht es darum, drei Situa-

---

[84] Testen Sie das doch einmal, indem Sie sich an ein tolles Urlaubserlebnis erinnern, sich ein Bild davon machen und spüren, wie angenehm sich dies anfühlt. Nehmen Sie nun die Farbe und die Helligkeit aus diesem Bild und machen Sie es zum unscharfen Schwarzweißfoto. Und achten Sie nun darauf, wie sich diese Erinnerung jetzt anfühlt …

tionen jeweils separat zu erinnern, in ihrer submodalen Ausprägung zu erfassen und in die Tabelle einzutragen.

Die erste Situation ist ein Zustand, in dem Sie sich gesund und wohl gefühlt haben. Erinnern Sie sich an eine solche Lebenserfahrung, indem Sie sich klar machen,

was es da zu sehen gibt,

was es zu hören gibt und

wie sich Ihr Körper anfühlt.

Genießen Sie den Zustand und beschreiben Sie dann anhand der Tabelle die Submodalitäten dieser Erinnerung. Das Besondere an dieser Methode ist, dass Sie den Inhalt dieser Erfahrung nachempfinden und nur die Submodalitäten beschreiben müssen.

Lösen Sie sich nun mit einer Ablenkung (etwa indem Sie aufblicken und sich ein bisschen bewegen) von diesem Erleben.

Tragen Sie in der zweiten Spalte die Submodalitäten einer Erinnerung an eine Lebenssituation ein, in der sie trotz vorhandener Allergene gesund reagiert haben. Sollten Sie nicht über eine derartige Erinnerung verfügen, können Sie sich mit vergleichbaren möglichen Allergenen helfen. Sollten Sie auf Äpfel reagieren, nicht aber auf Nüsse, können Sie die Erfahrung über den Umgang mit dem Nüssen nutzen. Das gleiche gilt für unterschiedliche Pollen, Lebensmittel oder andere Stoffe.

Erinnern Sie sich an eine solche Situation, indem

Sie sich klar machen, was es da zu sehen gibt, was es zu hören gibt und wie sich Ihr Körper anfühlt.

Lösen Sie sich nun mit einer Ablenkung (etwa indem Sie aufblicken und sich ein bisschen bewegen) von diesem Erleben.

Tragen Sie nun in die dritte Spalte die Submodalitäten einer Erinnerung an die allergische Reaktion ein, die Sie verändern wollen. Erinnern Sie sich an eine solche Situation, indem Sie sich klar machen, was es da zu sehen gibt, was es zu hören gibt und wie sich Ihr Körper anfühlt.

Lösen Sie sich nun mit einer Ablenkung (etwa indem Sie aufblicken und sich ein bisschen bewegen) von diesem Erleben.

Submodalitäten	Ein sehr guter körperlicher Zustand	Die gewünschte Immunreaktion	Eine heftige allergische Reaktion
"Wahrscheinlich gibt es in der Situation etwas zu sehen! **Ist es eher ..."**			
ein Standbild (Dia), sind es mehrere Bilder oder ist es ein Film?			
farbig oder eher schwarz - weiß?			
hell oder eher dunkel?			
gerahmt oder eher das gesamte Panorama?			
kontrastscharf oder eher weichgezeichnet?			
weit weg oder eher nahe dran?			
Siehst du die Situation eher aus den eigenen Augen, oder betrachtest du dich von außen?			
"Möglicherweise gibt es auch etwas zu hören? ... Und das, was es zu hören gibt, ist es eher ...."			
laut oder eher leise?			
eintönig oder eher melodisch?			
rhythmisch oder eher unrhythmisch?			
von der Tonlage hoch oder eher tief?			
stereo oder eher mono?			
im Vordergrund oder im Hintergrund?			
gleichmäßig oder eher in Intervallen?			
Das, was es zu fühlen gibt, ist es eher			
ein warmes oder eher ein kaltes Gefühl?			
ein fließendes oder eher pulsierendes Gefühl?			
eher von außen nach innen gehend oder eher von innen nach außen gehend?			
Wahrscheinlich gibt es auch			
etwas zu riechen			
etwas zu schmecken			

Vergleichen Sie die Submodalitäten zeilenweise und schauen Sie, welche in der mittleren und ggf. auch in der linken Spalte auftreten, nicht aber bei der allergischen Reaktion. Markieren Sie diese Treiber-submodalitäten, die den gewünschten Effekt einer gesunden Reaktion erreichen können, wie im folgenden Beispiel:

Submodalitäten	Ein sehr guter körperlicher Zustand	Die gewünschte Immunreaktion	Eine heftige allergische Reaktion
"Wahrscheinlich gibt es in der Situation etwas zu sehen! Ist es eher ..."			
ein Standbild (Dia), sind es mehrere Bilder oder ist es ein Film?	Film	Film	Bild
farbig oder eher schwarz - weiß?	farbig	sw	sw
hell oder eher dunkel?	hell	hell	dunkel
gerahmt oder eher das gesamte Panorama?	Panorama	Panorama	Panorama

Die psychische Impfung

Suchen Sie sich zuerst eine künftige Situation, in der Sie vermutlich mit Allergenen in Kontakt kommen werden.

Sie werden sich anschließend diese Situation im Lichte Ihrer gesunden Treibersubmodalitäten (die Sie in den linken Spalten markiert haben) vorstellen, um in neuer Weise zu reagieren. Unserem Beispiel entsprechend müssten Sie Licht und Farbe in die Vorstellung bringen, sie heller und farbiger machen. Und schließlich aus dem Bild einen Film werden lassen ...

Ihre Treiber können natürlich andere sein.

Erleben Sie diese zukünftige Situation so konkret wie möglich. Wann könnte es nach Ihrer bisherigen Erfahrung wieder zu einer allergischen Reaktion kommen, wo, in welcher Situation und mit welchen Menschen oder Tieren?

Stellen Sie sich diese Situation vor und verändern Sie alle kritischen Submodalitäten so, dass Sie die gesunden Treibersubmodalitäten für Ihre zukünftige Wahrnehmung nutzen.

Mit etwas Übung und Wiederholung kann ihr Immunsystem auf diese Art eine gesunde Umweltwahrnehmung erlernen. Wenn Sie Ihre Vorstellung einer Situation in der Zukunft so verändert haben, dann ist es Ihnen gelungen, durch die Kraft des Denkens, die Kraft der Psyche Ihrem Körper zu helfen gesund zu reagieren.

Literatur und Internet

Achterberg J., Dossey B., Kolkmeier L. (1996): Rituale der Heilung. Die Kraft von Phantasiebildern im Gesundungsprozess
Goldmann, München 1996

Alisch, I.; Altmeyer, H.-J.; Witt, K. & Unterberger, G. (1997): Hildesheimer Gesundheitstraining sichert den Erfolg einer Rehamaßnahme. Apropos Reha, 2, 3, 26-28.

Alisch, I.; Altmeyer, H.-J.; Witt, K. & Unterberger, G. (1998): Mentale Heilungsförderung.
Prävention 3, 1998

Alisch, I.; Bargfeldt, M.; Müller, G.A.; Schulz, E.; Sievers, R.; Unterberger, G. (2001): Abschlussbericht zum Projekt „Additive Effekte des Hildesheimer Gesundheitstrainings (HGT) bei Patienten mit arterieller Hypertonie und kompensierter Niereninsuffizienz".
www.hildesheimer-gesundheitstraining.de

Anbar R. D., Sachdeva S. (2011): Treatment of psychological factors in a child with difficult asthma: a case report.
Am J Clin Hypn. 2011 Jul;54(1):47-55.

Anbar R. D. (2004): Childhood habit cough treated with self-hypnosis.
J Pediatr. 2004 Feb;144(2):213-7.

Anbar R. D. (2003): Self-hypnosis for anxiety associated with severe asthma: a case report.
BMC Pediatr. 2003 Jul 22;3(1):7.

Andreas, C.; Andreas S. (1992): Mit Herz und Verstand. NLP für alle Fälle
Junfermann, Paderborn 1992

Angermeyer C. M.; Kilian R.; Matschinger, H. (2000): WHOQOL - 100 und WHOQOL - BREF Handbuch für die deutschsprachige Version der WHO Instrumente zur Erfassung von Lebensqualität
Hogrefe, Göttingen u. a.

Antonovsky A. (1997): Salutogenese
DGVT-Verlag, Tübingen (Original: Unraveling the Mystery of Health, 1987, Jossey-Bass Publishers, San Francisco)

Balon R. (2006): Mood, anxiety, and physical illness: Body and mind, or mind and body?
Depress Anxiety. 2006;23(6):377-87.

Bauer J. (2007): Das Gedächtnis des Körpers. Wie Beziehungen und Lebensstile unsere Gene steuern.
Piper, München, Zürich

Beecher, H. K. (1955): "The Powerful Placebo", Journal of the American Medical Association, Vol.159, No.17, (1955),

Berberich F.R. (2011): Attending to suggestion and

trance in the pediatric history and physical examination: a case study.
Am J Clin Hypn. 2011 Jul;54(1):5-15.

Bielory BP, Mainardi T, Rottem M. (2013): Evolutionary immune response to conserved domains in parasites and aeroallergens.
Allergy Asthma Proc. 2013 Jan-Feb;34(1):93-102. doi: 10.2500/aap.2013.34.3616.

Blennerhassett MG, Bienenstock J. (1998): Sympathetic nerve contact causes maturation of mast cells in vitro.
J Neurobiol. 1998;35(2):173-82

Bongartz Walter (1996): Der Einfluss von Hypnose und Stress auf das Blutbild. Psychohämatologische Studien. Walter Lang, Frankfurt am Main, 1996

Brown Walter (1998): Der Placebo-Effekt
Spektrum der Wissenschaft März 1998, Spektrum Akademischer Verlag, Berlin

Buske-Kirschbaum, A. (1995): Klassische Konditionierung von Immunfunktionen beim Menschen. Beltz, Weinheim

Buske-Kirschbaum A., Kirschbaum C., Stierle H., Jabaij L., Hellhammer D. (1994): Conditioned manipulation of natural killer (NK) cells in humans using a discriminative learning protocol. Biol Psychol. 1994 Oct;38(2-3):143-55.

Buske-Kirschbaum A., Kirschbaum C., Stierle H., Lehnert H., Hellhammer D. (1992): Conditioned increase of natural killer cell activity (NKCA) in humans. Psychosom Med. 1992 Mar-Apr;54(2):123-32.

Buske-Kirschbaum A., Jobst S., Psych D., Wustmans A., Kirschbaum C., Rauh W., Hellhammer D. (1997): Attenuated free cortisol response to psychosocial stress in children with atopic dermatitis. Psychosom Med. 1997 Jul-Aug;59(4):419-26.

Buske-Kirschbaum A., Jobst S., Hellhammer D.H. (1998): Altered reactivity of the hypothalamus-pituitary-adrenal axis in patients with atopic dermatitis: pathologic factor or symptom?
Ann N Y Acad Sci. 1998 May 1;840:747-54. Review.

Buske-Kirschbaum A., Geiben A., Hellhammer D. (2001): Psychobiological aspects of atopic dermatitis: an overview. Psychother Psychosom. 2001 Jan-Feb;70(1):6-16. Review.

Butani L. et al. (1997): Functional respiratory disorders
Annual Allergy-Asthma-Immunol. Aug; 79(2):91-9, 99-101

Christ C., Grospietsch G., Josten S., Rachow R., Unterberger G. (2011):
Mentales Gesundheitstraining bei Krebs

Hintergrund I Strategien I Effekte: Zuversicht, Erholung und Lebensfreude
Psymed-Verlag Bargteheide

Ciompi, L. (1997): Die emotionalen Grundlagen des Denkens – Entwurf einer fraktalen Affektlogik. Vandenhoeck und Ruprecht, Göttingen

Costa-Pinto F.A., Basso A.S. (2012): Neural and behavioral correlates of food allergy.
Chem Immunol Allergy. 2012;98:222-39.

Dilts, R., Hallbom, T., Smith, S., (1990.): NLP Allergy Technique
From Beliefs: Pathways to Health and Well-Being, Institute for the Advanced Studies of Health 346 S. 500 E. #200 Salt Lake City, Utah 84102-4022

Djuric V.J. et al. (1995): Immediate hypersensitivity in the Flinders rat: further evidence for a possible link between susceptibility to allergies and depression.
Brain Behav Immun. 1995;9(3):196-206.

Ewer TC et al. (1986): Improvement in bronchial hyper-responsiveness in patients with moderate asthma after treatment with hypnotic technique: a randomised controlled trial
Br. Med. Journal (Clin Res Ed) (Bax), Nov. 1; 293 (6555): 1129-32,

Evans D. (2004): Placebo, Mind Over Matter in Modern Medicine
Oxford Univ. Pr. 2004

Exton M. S., von Auer A.K., Buske-Kirschbaum A., Stockhorst U., Gobel U., Schedlowski M. (2000): Pavlovian conditioning of immune function: animal investigation and the challenge of human application.
Behav Brain Res. 2000;110(1-2):129-41. Review.

Gauci M. et al. (1994): Pavlovian conitioning of nasal tryptase release in human subjekts with allergic rhinitis.
Physiology & Behavior Journal, May Vol 55(5) 823-825

Gieler U., Niemeier V., Kupfer J., Brosig B., Schill W.B. (2001): Psychosomatic dermatology in Germany: a survey of 69 dermatologic clinics
Hautarzt 2001;52(2):104-10

Goodwin R.D., Galea S., Perzanowski M., Jacobi F. (2012): Impact of allergy treatment on the association between allergies and mood and anxiety in a population sample.
Clin Exp Allergy. 2012 Dec;42(12):1765-71. doi: 10.1111/j.1365-2222.2012.04042.x.

Grawe, K. (2004): Neuropsychotherapie. Hogrefe, Göttingen etc.

Jutel M. et al. (1995): Bee venom immunotherapy results in decrease of IL-4 and IL-5 and increase of IFN-gamma secretion in specific allergen-stimulated T-cell cultures
J. Immunolology 154:4187

Kaiser Rekkas, A. (2007): Die Fee, das Tier und der Freund. Hypnotherapie in der Psychosomatik. Carl-Auer, Heidelberg

Kirschbaum C., Jabaaij L., Buske-Kirschbaum A., Hennig J., Blom M., Dorst K., Bauch J., DiPauli R., Schmitz G., Ballieux R., et al. (1992): Conditioning of drug-induced immunomodulation in human volunteers: a European collaborative study. Br J Clin Psychol. 1992 Nov;31 (Pt 4):459-72

Klimek L. et al. (1998): Allergische Rhinitis Schattauer Verlag, Stuttgart

Küchler, T.; Rappat, S., Kolst, K., Graul ,J., Wood-Dauphinee, S., Henne-Bruns, D., Schreiber H.-W. (1996): Zum Einfluß psychosozialer Betreuung auf Lebensqualität und Überlebenszeit von Patienten mit gastrointestinalen Tumoren.
Forum DKG (11) 1996, Deutsche Krebsgesellschaft e. V.

Lohaus A. (1992): Kontrollüberzeugungen zu Gesundheit und Krankheit
Zeitschrift für Klinische Psychologie, Bd. 21, Nr. 1 ,1992, Hogrefe, Göttingen

Luger T.A. et al. (1998): Cutaneous immunmodulation and coordination of skin stress responses by alpha-melanocyte-stimulating hormone
Ann. N.Y. Acad. Sci. 1998, 840; 381 -394

Luger T.A. et al. (1996): Regulation of the immune response by epidermal cytokines and neurohormones
J. Dermatolo. Sci. 1996 13: 5-10

Lund J., Lund H. M. (1994): Asthma-Management The European Respiratory Journal, Volume 7, Supplement 18, Munksgaard, Copenhagen
Mackenzie J.N. (1896): The production of the so called "rose cold" by means of an artificial rose.
American Journal of Medical Science, 91, S. 45-57

Marsh D.G. et.al (1994): Linkage analysis of IL4 and other chromosome 5q31.1 markers and total serum immunoglobulin E concentrations.
Science 264: 1152-6

Marshall J.S. et al. (1994,1): The role of mast cells in inflammatory reactions of the airways, skin and intestine.
Curr Opin Immunol. 1994;6(6):853-9. Review.

Marshall J.S. et al. (1994,2): Morphological and functional characteristics of peritoneal mast cells from young rats.
Cell Tissue Res. 1994;276(3):565-70.

Marshall J.S. et al. (1999): Nerve growth factor modifies the expression of inflammatory cytokines by mast cells via a prostanoid-dependent mechanism.
J Immunol. 1999;1;162(7):4271-6

Mayer, J., Hermann, H.-D. (2010): Mentales Training. Grundlagen und Anwendungen in Sport, Rehabilitation, Arbeit und Wirtschaft
Springer; Berlin, Heidelberg, New York

Muche-Borowski, C., Kopp M., Reese I., Sitter H., Werfel, T., Schäfer T. (2009): Klinische Leitlinie: Allergieprävention Clinical Practice Guideline: Allergy Prevention
Dtsch Arztebl Int 2009; 106(39): 625-31; DOI: 10.3238/arztebl.2009.0625

Mutius E. (2010): Farm living: effects on childhood asthma and allergy
Nat Rev Immunol. 2010 Dec;10(12):861-8.

Mutius E. (2014): Stallstaub und Rohmilch, Bild der Wissenschaft, 1.2014 S.106

Nasemann T., Sauerbrey W. (1987): Lehrbuch der Hautkrankheiten und venerischen Infektionen für Studierende und Ärzte
Springer ISBN: 978-3-540-17729-6

Ponsonby, AL.; Kemp, A.; Dwyer, T.; Carmichael, A.; Couper, D.; Cochrane, J. (2002): Feather bedding and house dust mite sensitization and airway disease in childhood. J Clin Epidemiol 2002; 55(6): 556-562.

Rosenkranz M.A., Busse W.W., Sheridan J.F., Crisafi G.M., Davidson R.J. (2012): Are there neurophenotypes for asthma? Functional brain imaging of the interaction between emotion and inflammation in asthma.
PLOS One. 2012;7(8):e40921.

Roy-Byrne P.P. et al. (2008): Anxiety disorders and comorbid medical illness.
Gen Hosp Psychiatry. 2008 May-Jun;30(3):208-25.   .

Russel M. et al. (1984): Learned histamine release. Science 225, S.733-734

Sanico A.M., et al. (2000): Nerve growth factor expression and release in allergic inflammatory disease of the upper airways.
Am J Respir Crit Care Med. 2000;161(5):1631-5.

Sanico A.M. et al. (1999): Neural hyperresponsiveness and nerve growth factor in allergic rhinitis.
Int Arch Allergy Immunol. 1999;118(2-4):154-8.

Schäfer T. et al.(2005): Worm infestation and the negative association with eczema (atopic / nonatopic) and allergic sensitization. Allergy 60:1014-1020, 2005

Schedlowski M., Tewes U. (Hrsg.) (1996): Psycho-neuroimmunologie
Spektrum Akademischer Verlag, Heidelberg, Berlin, Oxford

Schmid G. B. (2010): Selbstheilung durch Vorstellungskraft. Springer, Wien

Schmid G. B. (2010): Tod durch Vorstellungskraft. Springer, Wien

Schmid-Ott G. et al. (2001): Different expression of cytokine and membrane molecules by circulating lymphocytes on acute mental stress in patients with atopic dermatitis in comparison with healthy controls.
J Allergy Clin Immunol. 2001;108(3):455-62.

Schmid-Ott G et al. (2001): Levels of circulating CD8(+) T lymphocytes, natural killer cells, and eosinophils increase upon acute psychosocial stress in patients with atopic dermatitis.
J Allergy Clin Immunol. 2001;107(1):171-7.

Schmid-Ott G. et al. (1998): Stress-induced endocrine and immunological changes in psoriasis patients and healthy controls. A preliminary study.
Psychother. Psychosom. 1998;67(1):37-42.

Schmidt-Traub S., Bamler K.-J. (1992): Psychoimmunologischer Zusammenhang zwischen Allergien, Panik und Agoraphobie

Zeitschrift für Klinische Psychologie 40. Jahrgang, Heft 4, S. 325-341, Ferdinand Schöningh Verlag, Paderborn

Schmidt-Traub S. (1997): The psychoimmunological association of panic disorder and allergic reaction. Br J Clin Psychol. 1997 Feb;36 (Pt 1):51-62.

Schmidt-Traub S.(1995): The psychoimmunological network og panic disorders, agoraphobia and allergic reactions
Ther. Umsch. 1995 Feb;52(2):123-8. German.

Schmidt-Traub S. (1992): Psychoimmunologic correlation between allergies, panic and agoraphobia
Z Klin Psychol Psychopathol Psychother. 1992;40(4):325-45. Review. German.

Schmidt-Traub S. (1991): Anxiety and immunologic disorder: phobia, generalized anxiety syndrome and panic attacks from the psychoimmunologic viewpoint with the intention of generating hypotheses
Z Psychol Z Angew Psychol. 1991;199(1):19-34
Angst und immunologische Störung: Phobie, generalisiertes Angstsyndrom und Panikattacken psycho-immunologisch betrachtet in hypothesengenerierender Absicht
Zeitschrift für Psychologie 199 (1991) 1, Johann Ambrosius Barth, Leipzig, Heidelberg

Schneider G., Gieler U. (2001): Psychosomatic dermatology - state of the art

Z Psychosom Med Psychother. 2001;47(4):307-31. Review.

Shirakawa et al. (1994): Association between atopy and variants of the beta subunit of the high-affinity immunoglobulin E receptor.
Nat Genet. 1994 Jun;7(2):125-9.

Soderlund A. (1997): Allergen induced cytokine profiles in type I allergic individuals before and after immunotherapy
Immunol. Lett. 57:177

Stewart A. J., Devlin P. M. (2006): The history of the smallpox vaccine.
In: J Infect 52, 2006, S. 329–334

Unterberger, G., & Witt K. (1998): Abschlussbericht zur Evaluation des Hildesheimer Gesundheitstrainings (HGT) bei Rhinitis und allergischem Asthma.
www.hildesheimer-gesundheitstraining.de

Unterberger G. (2005): Die emotionale Konstruktion der Wirklichkeit und die Konsequenzen für die NLPt.
In: Bader, Haberzettl, Weerth, Gimmler, Witt (Hrsg.): Emotion und Beziehung
Psymed, Hamburg oder: www.hildesheimer-gesundheitstraining.de

Unterberger G. (2009): Macht der Rituale
Kommunikation und Seminar 5/2009, Junfermann

oder: www.hildesheimer-gesundheitstraining.de

Unterberger G. (2009): Resilient und stressresistent - Effekte der Gesundheitssupervision
www.hildesheimer-gesundheitstraining.de

Unterberger G. (2013): Wege zur Gesundheitsorientierung und mentalen Heilungsförderung
in: T. D. Petzold, O. Bahrs (Hrsg.): Chronisch krank und doch gesund - salutogenetische Perspektiven,
S. 95 - 110
Verlag Gesunde Entwicklung, Bad Gandersheim

Unterberger G. (2011): Gedanken, Gefühle und Gesundheit
in: Der Mensch – Zeitschrift für Salutogenese und anthropologische Medizin
Heft 42/43 1+2 2011 „Emotionen... Woher? Wohin?" S. 7 - 16

Van d. Bergh et al. (1997): Learning to have psychosomatic complaints: conditioning of respiratory behavior and somatic complaints in psychosomatic patients
Psychosom. Med, Jan-Feb, 59; 1, 13-23

Van Lieshout R. J., Macqueen G. M. (2012): Relations between asthma and psychological distress: an old idea revisited.
Chem Immunol Allergy. 2012;98:1-13.

Vieluf I, K. (1996): IgE-vermittelte Soforttypreaktionen durch Phytoallergene unter spezieller Berücksichtigung der in Mitteleuropa klinisch besonders relevanten Pflanzenallergene Dissertationsexemplar der Uni-Hamburg, Hamburg

Weizman R., Laor N., Wiener Z., Wolmer L., Bessler H. (1999): Cytokine production in panic disorder patients.
Clin Neuropharmacol. 1999;22(2):107-9.

Witt Claudia et al. (2006): Wirksamkeit, Sicherheit und Wirtschaftlichkeit der Akupunktur - Ein Modellvorhaben mit der Techniker Krankenkasse.
Dtsch Arztebl 2006; 103(4): A-196 / B-169 / C-167
http://www.innovations-report.de/html/berichte/studien/bericht-25038.html, Lancet, Bd. 366, S. 136).

Witt K. (2003): Psychological Treatment Can Modulate the Skin Reaction to Histamine in Pollen Allergic Humans, Dermatology + Psychosomatics 2003;4:33-37

Witt, K. (1999): Effekte Mentaler Allergiebehandlung. Evaluation des Hildesheimer Gesundheitstrainings zur mentalen Beeinflussung der allergischen Immunantwort auf Birkenpollen. Hamburg: Lit.

Wyman M. (1872/2001): Autumnal Catarrh
Cambridge, MA: Hurd and Houghton; 1872;Annals of Allergy, Asthma & Immunology

Volume 87, Issue 1, Supplement , Pages 3-4 , July 2001

Young, S.H., Litz, S. A. (1986): Hypnoses in the treatment of Allergic Disorders Psychobiological Aspects of Allergic Disorders, S. 334-352, New York

Zachariae R. et al. (1997): Effects of relaxation on the delayed-type hypersensivity (DTH) reaction to diphenlycyclopropenone
Munskgaard 1997:52:(7) 760-4. Kopenhagen

Zachariae R., Jorgensen M.M., Egekvist H., Bjerring P. (2001): Skin reactions to histamine of healthy subjects after hypnotically induced emotions of sadness, anger and happiness.
Allergy 2001;56(8):734-40.

Zänker Kurt (1991): Kommunikationsnetzwerke im Körper
Psychoneuroimmunologie - Aspekte einer neuen Wissenschaftsdisziplin
Spektrum Akademischer Verlag, Heidelberg

www.hildesheimer-gesundheitstraining.de

Anhang : Beispiele gesicherter Effekte anderer Trainingsformen

Datenquellen: Klinische Tests und standardisierte Befragungen

Wir wollten sicher gehen, dass sich die positiven Rückmeldungen einzelner Teilnehmer auch in klinischen Studien bestätigen lassen. Deshalb wurden und werden alle Formen für chronisch Kranke in einem Design mit Experimentalgruppe (mit HGT) und Kontrollgruppe (ohne HGT) untersucht[85]. Ergänzt wird dies noch durch standardisierte Befragungen der Teilnehmenden mit Hilfe von Fragebögen.

Krankheitsunspezifische Effekte

Es lassen sich in den Studien über alle Formen hinweg sehr deutliche positive Effekte und eine hohe Zufriedenheit der Teilnehmenden nachweisen. Erschöpfung, Stress, Schmerzen, innere Anspannung und negative Emotionen werden abgebaut. Die Teilnehmenden beurteilen im Vergleich zur Kontrollgruppe ihre Lebensqualität höher, ihre Gesundheit besser und ihre Lebenseinstellung positiver.
Diese Veränderungen werden auch in den Alltag übernommen, wo sie auch weiterhin Verfahren und Trancen aus dem Training anwenden. Noch sechs Monate später sind in den klinischen Tests signifikante Verbesserungen im Vergleich zur Kontrollgruppe nachweisbar.

Dazu kommen die krankheitsspezifischen Effekte, etwa Veränderungen der allergischen Reaktionen, des Blutdruck oder der Schmerzen.

Ergebnisse: Beispiele für krankheitsspezifische Effekte

Beispiel 1: Effekte des HGT für Herz und Kreislauf im klinischen Test[86]:
1. Der systolische Blutdruck und seine Schwankungsbreite nehmen bedeutsam ab.

Der systolische Blutdruck nimmt langfristig (über sechs Monate) hoch signifikant ab, und zwar mit einer bedeutsamen Differenz – und das sowohl in der Einzelmessung als auch in der 24-Stunden-Messung. Da auch die Schwankungsbreite des systolischen Blutdrucks hoch signifikant abnimmt, sinkt auch die Wahrscheinlichkeit von Folgeschäden.

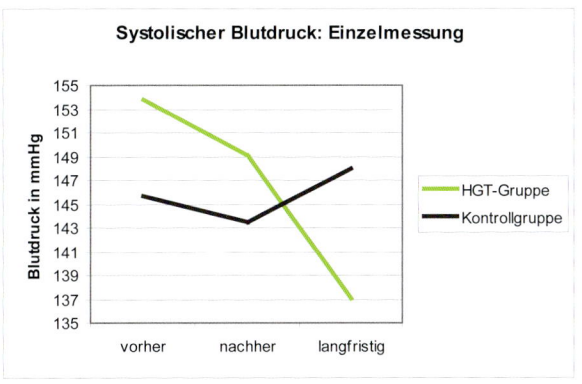

[85] Details der Studien siehe unter: www.hildesheimer-gesundheitstraining.de
[86] Gefördert wurde dieses Projekt durch das Niedersächsische Ministerium für Wissenschaft und Kultur (AGIP).

2. Der Gesundheitszustand der Nieren verbessert sich, das Dialyserisiko sinkt.

Eine der wichtigsten Folgen eines Bluthochdrucks ist eine Schädigung der Nieren, die ihrerseits wieder den Blutdruck erhöht. Dieser Teufelskreis kann dazu führen, dass eine Dialyse notwendig wird. Die Eiweißausscheidung im Harn (Proteinurie) ist eines der Merkmale einer Nierenschädigung.

Bei den HGT-Teilnehmern hat die Proteinurie nach sechs Monaten hoch signifikant um 23 Prozent abgenommen. Das bedeutet, dass sich das Risiko einer Dialyse stark verringert hat.

Da die Abnahme des Blutdrucks und der Proteinurie in unserer Untersuchung auch nicht miteinander korrelieren, lässt sich dieser Effekt nicht auf die Abnahme des Blutdrucks zurückführen. Dies spricht dafür, dass sich hier ein Effekt der suggestiven Beeinflussung der Nierenfunktion zeigt.

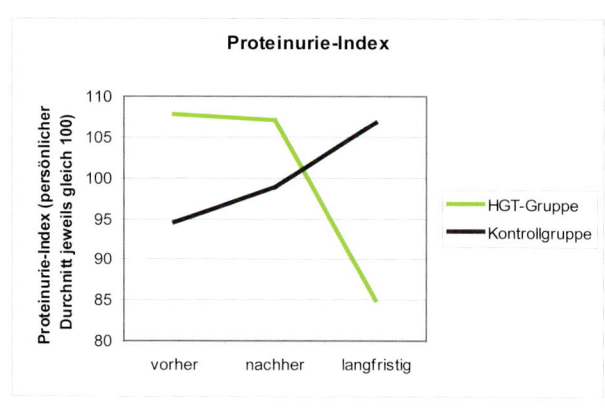

Beispiel 2: Effekte des HGT für die Orthopädie im klinischen Test[87]

1. Beschwerden nehmen während der Reha ab

Die folgende Abbildung zeigt beispielhaft das Ausmaß der Veränderungen auf der „Änderungssensitiven Beschwerden- und Symptomliste" von Krampen zwischen den Mess-werten am Anfang und am Ende der Re¬hamaßnahme:

Proteinurie-Index	HGT-Gruppe	Kontrollgruppe
vorher	107,90	94,63
nachher	107,13	98,93
langfristig	84,97	106,68

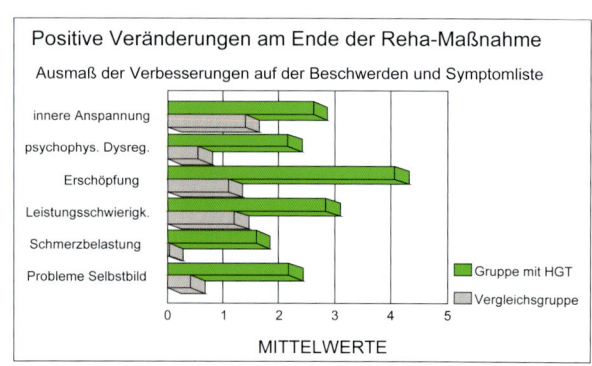

[87] Gefördert wurde dieses Projekt durch das Niedersächsische Ministerium für Wissenschaft und Kultur (AGIP).

Insgesamt bessert sich der Zustand bei den am HGT Teilnehmenden auf allen sechs Skalen signifikant stärker als bei der Vergleichsgruppe, die genauso wie die HGT-Gruppe das übliche Programm mitgemacht hat, inklusive einem klassischen Gesundheitstraining.

Besonders hinweisen möchten wir auf die Verringerung der "körperlichen und psychi¬schen Erschöpfung" und die "Schmerzbelastung". Schmerzen zu reduzieren ist (neben der Verbesse¬rung der Beweglichkeit) eines der Hauptanliegen der an der Reha Teilnehmenden.

2. Effekte sind auch nach sechs Monaten nachweisbar

Die Veränderungen nach sechs Monaten gibt die folgende Abbildung wieder. Auch hier handelt es sich wieder um die Differenz der Messwerte am Anfang der Maßnahme und eben nach sechs Monaten.

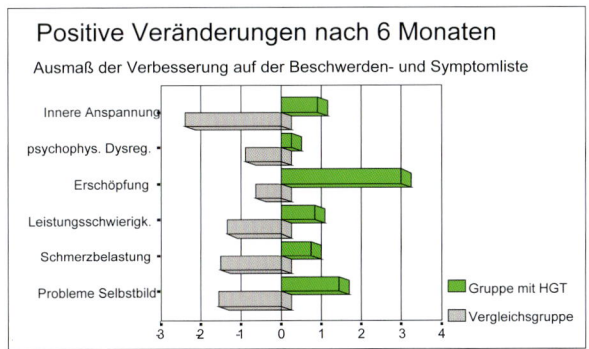

Positive Veränderungen nach 6 Monaten

Ausmaß der Verbesserung auf der Beschwerden- und Symptomliste

Schon auf den ersten Blick ergibt sich ein bemerkenswertes Bild: Die positiven Veränderungen am Ende der Kur sind bei der Vergleichsgrup¬pe sechs Monate später nicht mehr vorhanden; in allen sechs Skalen zeigen sich auffallende, zum Teil signifikante Verschlechterungen. Innerhalb der HGT-Gruppe bleiben deutliche, zum Teil signifi¬kante Besserungen nachweisbar; das HGT hat die Genesung stabilisiert.

Beispiel 3: Effekte des HGT für die Onkologie im klinischen Test [88,89]

Folgende bedeutsame Auswirkungen zeigten sich bei den Frauen der HGT-Gruppe im Vergleich zu denen der Kontrollgruppe ohne HGT:

- Die Hoffnungslosigkeit nimmt hoch signifikant ab, Hoffnung und Optimismus steigen.
- Sie erleben mehr Entspannung, Ruhe und Ausgeglichenheit als die Kontrollgruppe.
- Sie können besser mit Stress umgehen.
- Sie schätzen die eigene Gesundheit viel positiver ein.
- Die Einschätzung der Lebensqualität, gemessen mit dem WHOQOL[90], nimmt schnell und deutlich zu. Dabei liefert insbesondere der hoch signifikante Gewinn bei der physiologischen Lebensqualität einen wichtigen Beitrag.

[88] Gefördert wurde dieses Projekt durch das Niedersächsische Ministerium für Wissenschaft und Kultur (AGIP).
[89] Christ C., Grospietsch G., Josten S., Rachow R., Unterberger G. (2011)
[90] Der WHO-Test zur Erfassung der Lebensqualität. Siehe Angermeyer C. M.; Kilian R.; Matschinger, H. (2000)

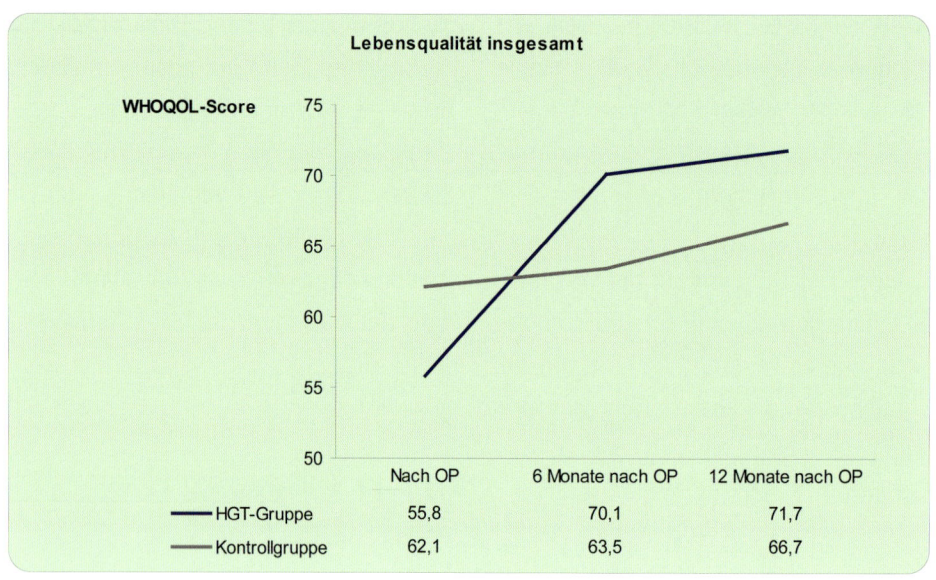

Lebensqualität insgesamt

	Nach OP	6 Monate nach OP	12 Monate nach OP
HGT-Gruppe	55,8	70,1	71,7
Kontrollgruppe	62,1	63,5	66,7

Beispiel 4: Effekte der Gesundheitssupervision

2010 wurde eine Gesundheitssupervision mit einer Gruppe von Mitarbeitern und Mitarbeiterinnen einer niedersächsischen psychiatrischen Klinik wissenschaftlich begleitet durchgeführt.

Effekte:

- Es nahmen Stresssymptome in relevantem Umfang ab,
- Hoffnung und Optimismus nahmen zu,
- die Teilnehmenden erkennen jetzt Stresssymptome und Bedürfnisse früher als zuvor und verfügen über mehr Mittel, um leistungsfähig und gesund zu bleiben, und
- sie bewerten ihre Lebensqualität nach dem Training deutlich höher.

Stresssymptome nehmen hoch signifikant und in relevantem Umfang ab. Die Teilnehmenden erleben nachher kaum noch körperliche und psychische Erschöpfung, ihre Nervosität und innere Anspannung verringerte sich hoch signifikant, ebenso nahmen Leistungs- und Verhaltensschwierigkeiten (wie Ängste, Konzentrationsschwierigkeiten etc.) und auch Schmerzen hoch signifikant ab.

	Vor der GSV	Nach der GSV	Signifikanz
Körperliche und psychische Erschöpfung	2,7	2,1	hoch signifikant
Nervosität und innere Anspannung	2,2	1,8	hoch signifikant
Psychophysische Dysregulation	1,7	1,5	nicht signifikant
Leistungs- und Verhaltensschwierigkeiten	2,0	1,6	hoch signifikant
Schmerzbelastung	1,9	1,6	hoch signifikant

Nachhaltigkeit

Wie nachhaltig die Effekte sind, konnten wir schon bei den Forschungsergebnissen zur Allergiebehandlung zeigen.

Ausgew. zertifizierte Trainer/innen in Deutschland und der Schweiz, die das HGT für die Allergologie anbieten			PLZ	Ort
Dipl. Psych.	Ursula	Engelke	CH-6147	Altbüron
Herr	Matthias	Baruschke	CH 9856	Gais
Frau	Kornelia	Herrmann	01069	Dresden
Herr	Siegmund	Josten	12049	Berlin
Dipl. Soz. Päd.	Rosemarie	Kugler	14197	Berlin
Frau	Elke	Heckler	14827	Wiesenburg
Dr.	Klaus	Witt	22941	Bargteheide
Herr	Heiko	Pust	28195	Bremen
Frau	Birgit	Meinaß-Thoben	29439	Lüchow
Dr. med.	Ingo	Wilcke	30159	Hannover
Frau	Imke	Rühmann	30539	Hannover
Frau	Beate	Fink	31020	Salzhemmendorf
Herr	Hans-Joachim	Haack	31139	Hildesheim
Dipl. Soz. Päd.	Sabine	Grujic	31141	Hildesheim
Dipl. Soz. Päd.	Karin	Höhenberger-Schlosser	31199	Barienrode
Frau	Hilda	Heiderich	31199	Diekholzen
Frau	Angelika	Bode	31303	Burgdorf
Dipl. Soz. Päd.	Niki-Politimi	Wessels	31303	Burgdorf
Dipl. Soz. Päd.	Christiane	Christ	31860	Ohr bei Hameln
Frau	Sibylle	Lätzsch	32278	Kirchlengern
Frau	Sabine	Butenberg	34388	Trendelburg
Frau	Ursula	Schulz	35396	Gießen
Frau	Petra	Werner	36251	Bad Hersfeld
Frau	Marianne	Klues-Ketels	37073	Göttingen
Dr. med.	Sabine	Hartmann	38102	Braunschweig
Frau	Andrea	Bertelsbeck	48653	Coesfeld
Frau	Elisabeth	Küppers	52511	Geilenkirchen
Frau	Evelin	Sechting	54290	Trier
Herr	Ino	Cramer	59069	Hamm
Dipl. Soz. Päd.	Barbara	Thommes	63450	Hanau
Dipl. Päd.	Karl-Heinz	Wenzel	63517	Rodenbach
Dipl. Sozialwirtin	Erika	Kuhn	63936	Schneeberg
Frau	Sabine	Zach-Lampson	64572	Büttelborn-Worfelden
Frau	Uta	Streit	66663	Merzig
Dipl. Psych.	Christel	Becker-Kolle	71642	Ludwigsburg
Herr	Hartmut	Fausel	72793	Pfullingen
Dipl. Kauffrau	Ulrike	Tobisch-Kohlbecker	76556	Gaggenau
Dipl. Psych.	Hartmut	Freyhof	76829	Landau
Frau	Eva	Schink	82031	Grünwald/ München
Frau	Antje	Heimsoeth	83026	Rosenheim
Frau	Elisabeth	Floßbach	86152	Augsburg
Dipl. Phys.	Eva	Kirchhof	86946	Vilgertshofen
Frau	Elisabeth	Bodenstein	89567	Sontheim-Bergenweiler
Dr. med.	Joachim	Müller	97080	Würzburg
Frau	Anne	Naser-Wagner	97318	Kitzingen

Weitere Angebote von HGT-Trainern, sowie die Kontaktdaten etc. finden Sie unter „www.hildesheimer-gesundheitstraining.de".

Das Institut für Therapie und Beratung an der HAWK Hildesheim/ Holzminden/ Göttingen - seit 1994 die gemeinnützige Basis für innovative Forschungsprojekte

Das Institut für Therapie und Beratung (IT) ist ein gemeinnütziger e.V. und nicht an Gewinn interessiert. Es wurde an der Hochschule als Basis für innovative Forschungsprojekte gegründet und ist seit 1994 als "Institut an der HAWK Hildesheim/Holzminden/Göttingen" anerkannt.

Ziel der Forschungsarbeiten am IT ist es, mentale Trainingsverfahren für Menschen zu entwickeln und empirisch zu evaluieren, die von Stress, Burnout und Krankheiten bedroht sind. So entstanden die verschiedenen Formen des Hildesheimer Gesundheitstrainings. Zur Zeit wird mit Hilfe von Drittmitteln das Hildesheimer Gesundheitstraining für die Onkologie (Version 2.0) klinisch evaluiert.

Das IT bietet Unternehmen und Einrichtungen mentale Trainings zur Stressbewältigung und Resilienz und führt Fortbildungen im Bereich der Gesundheitsförderung durch. Diese Fortbildungen erweitern die Kompetenzen von Menschen, die im sozialen Feld oder im Gesundheitsbereich professionell tätig sind, sie haben einen engen Bezug zu den Forschungsarbeiten. Gesundheitstrainer werden auch nach Ihrer Abschlussprüfung weiter betreut, die Qualität der Trainings wird durch begleitende Befragungen gesichert.

Entwickler des Hildesheimer Gesundheitstrainings:

Ilona Alisch; Psychologin, Psychotherapeutin
Hans-Jürgen Altmeyer; Dipl.-Psychologe, Psychotherapeut, NLP Master
Christiane Christ; Dipl.-Sozialpädagogin
Prof. Dr. Gerhart Unterberger; Psychologie, Verhaltenstherapie, Beratung
Karl-Heinz Wenzel; Dipl.-Pädagoge, Gesprächspsychotherapie, NLP
Dr. Ingo Wilcke; Lungenarzt, Internist – Allergologie – Psychosomatik, Selbstorganisatorische Hypnose
Dr. Klaus Witt; Dipl.-Psychologe, Psychologischer Psychotherapeut für Verhaltenstherapie

Kontakt:

Institut für Therapie und Beratung an der HAWK Hildesheim/Holzminden/Göttingen
Hohnsen 1, Raum 105 b
31134 Hildesheim
www.hildesheimer-gesundheitstraining.de
Tel.: (05121) 881-421

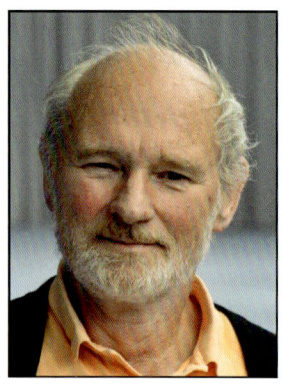

Die Autoren

Prof. Dr. Gerhart Unterberger
20 Jahre Forschung zu mentalem Gesundheitstraining
Leitung des Institutes für Therapie und Beratung an
der HAWK HHG

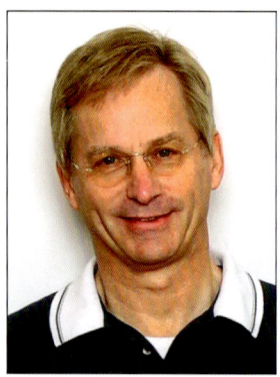

Dr. Ingo Wilcke
Lungenarzt, Internist – Allergologie – Psychosomatik, Selbstorganisatorische Hypnose

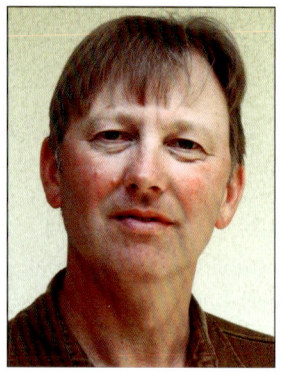

Dr. Klaus Witt
Dipl.-Psychologe, Psychologischer Psychotherapeut
für Verhaltenstherapie

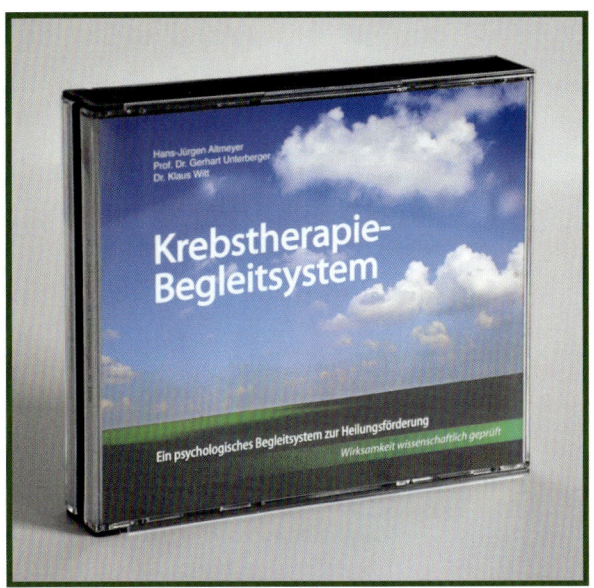

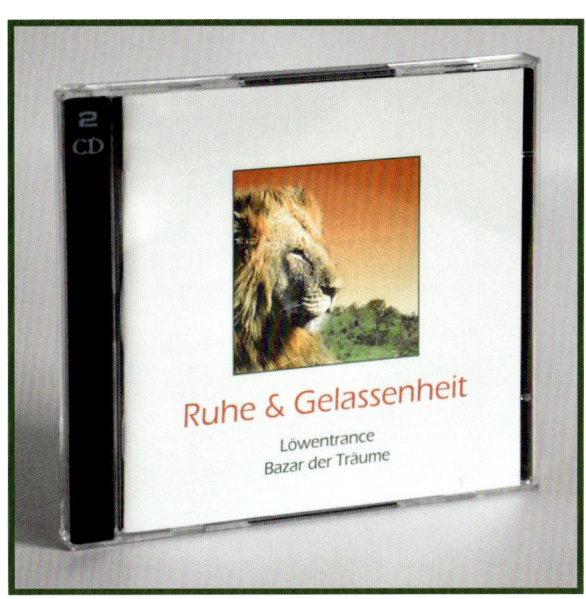

Krebstherapie-Begleitsystem (3CDs) für 27,50 EUR
Heilungsförderung bei OP, Chemo- und Strahlentherapie

Ruhe und Gelassenheit (2CDs) für 9,90 EUR
Entspannungsmeditationen für Abstand und Gelassenheit

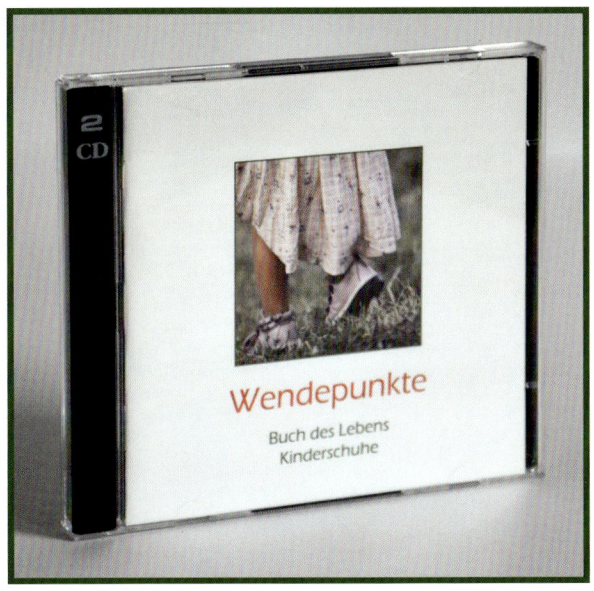

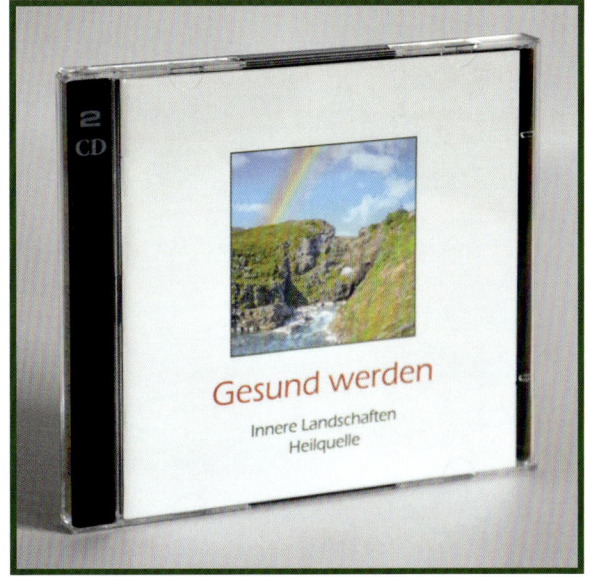

Wendepunkte (2CDs) für 9,90 EUR
Lebenserfahrung nutzen, Ziele erreichen

Gesund werden (2CDs) für 9,90 EUR
Entspannungsmeditationen zur Heilungsförderung

www.hildesheimer-gesundheitstraining.de